李阳波中医望诊讲记

黄 涛 李 坚 潘迪宁 整理

中国医药科技出版社

图书在版编目（CIP）数据

李阳波中医望诊讲记/黄涛，李坚，潘迪宁整理. —北京：中国医药科技出版社，2012.1（2024.12重印）

ISBN 978 - 7 - 5067 - 5021 - 9

Ⅰ.①李… Ⅱ.①黄… ②潘… Ⅲ.①望诊（中医）Ⅳ. R241.2

中国版本图书馆 CIP 数据核字（2011）第 087385 号

美术编辑　陈君杞

版式设计　郭小平

出版　中国医药科技出版社

地址　北京市海淀区文慧园北路甲 22 号

邮编　100082

电话　发行：010 - 62227427　邮购：010 - 62236938

网址　www. cmstp. com

规格　710×1020 mm$^1/_{16}$

印张　18 ½

字数　229 千字

版次　2012 年 1 月第 1 版

印次　2024 年 12月第 12 次印刷

印刷　河北环京美印刷有限公司

经销　全国各地新华书店

书号　ISBN 978 - 7 - 5067 - 5021 - 9

定价　35.00 元

目　录

开 篇 (代前言)

现代科学前沿与传统文化

最高的智慧只有一种科学:"解释天地万物和人在其中地位的科学"。这是苏联作家列夫·托尔斯泰所表述的一种观点。

在西方文明中,对于宇宙与人的追求,已有它的一段历史过程。而我们东方文明对于宇宙与人的追求也走过了我们的一段历程。从《内经》我们就获知古人在天地人之间怎样考察天地对人的影响,这是一种最高的智慧活动,而这种活动在两千多年前就已经完备了。正如《素问·阴阳应象大论》里面说:"余闻上古圣人,论理人形,列别脏腑,端络经脉,会通六合,各从其经"。从而可知,黄帝跟岐伯是联系宇宙,谈论人形,列别脏腑,端络经脉,会通六合,各从其经的。这个"经"指的是什么呢?其中的一个就是宇宙之经,宇宙分成几经呢?"五运六气"就是谈论这个问题。谈论宇宙的每一条经怎样跟人的经相结合,宇宙之经分为六条或说六个系统,六个层次,即三阴三阳。这三阴三阳是:厥阴、少阴、太阴、少阳、阳明、太阳。宇宙六经实际也包含了天体运动的六个区间。天体的运行虽有不同层次,但先从主要的层次,也就是运气所说的主气层次来看:每年的十二月中,从公历的1月21日至3月21日是厥阴区间或者说厥阴主事;3月21日至5月21日是少阴主事;5月21日至7月21日是少阳主事;7月21日至9月21日是太阴主事；9月21日至11月21日是阳明主事；11月21日至1月21日是太阳主事。上面的区间很重要，是人的脏腑经络与宇宙之经相联系的一个标志。在这个基础上，我们把与肝联系最密切的经称为足厥阴肝经；与心胞联系最密切的称为手厥阴心胞经；与肾联系最密切的称为少阴肾经……；以此类推。而西方在研究天地对人的影响这方面的思想活动，在最近的一段时间里显得相当激烈，他们提出了种种假说，不过在这个问题上，我的看法是：也许我们的前人比西洋人走得更深、更远。为了说明这个问题，我就要在东西方文明的背景上进行探讨；有关西方文明，我只是讲它的前沿部份，讲它与"五运六气"有关的学术思想，而这些学术与思想在西方引起的震动是很大的。这几年它们相继被介绍到我们这个文明古国里，有不少学者的研究表明，我们古代的文明是可以与西方文明前沿进行联系的。

1982年美国特异心理学会在剑桥大学举行国际超级心理学年会，在这次会议期间，提出"形态发生场"理论。

那么作为我们搞中医的人，能否也对这个问题进行思考呢？我认为是可以进行思考的，控制我们生命体的种种运行状态的这个"五运六气"并不局限在我们生命体内部，而且这个存在于生命体之外的运气，有它严密的五、六运行机制及结构，难道我们不可以认为我们的这个"形态发生场"要比上面西方的那个"形态发生场"更完备、更有规律吗？这是完全可以考虑和研究的问题。如果这个研究成立，那么"五运六气"将会有更大的科学价值。

在前沿科学及古代文明之间进行思考与探索是我们中医的一条出路，不管怎样，中医总要找出路，而要找出路，就一定要进行思考，就一定要进行探索，具体地说，"五运六气"学说应该在什么基础上进行研究？它又应该在什么基础上建立它的新的起点等等，这些都是我们应该思考的问题。

上面我们谈到了"形态发生场"这个理论，也许它会有助于我们探讨运气，我们在研究传统文化的时候，常常要谈论到一些现代理论，其实说现代的目的并不是急着要给传统补充什么，或者急着为传统找一个证明，而是因为我们这个时代的人太多的唯现代论了，所以在探讨传统文化的时候，如果不结合一点现代的东西，那是不足"以壮行色"的。

下面我们要结合的一个现代问题，就是"临界相变"，这个问题与我们中医对疾病的认识似乎很有关联，而"临界相变"为当今科学界，特别是物理学界十分注重研究临界状态的相变现象。人们已经认识到旧有物质的不同组合会产生新的功能系统，而这种新的功能系统的产生，必然伴随着一个相变的过程，这一过程中的一切现象，包括环境、数据等等，就叫做临界状态，临界状态的结局亦即相变的结局，无非是两种可能：一种是转化为更有序的状态，一种是转化为更混乱的无序状态；转化为更有序的状态表明新生与新的功能的获得；转为无序的混乱状态，表明功能丧失而渐趋死亡。关键的问题是如何造就与控制临界状态，使原有的结构转向更有序的结构而获得新的功能。人体的系统是经常出现相变的，可惜的是，目前的医学，还没能充分正确认识人体的相变现象，把不少有可能转化为新的功能的相变现象作为一般的疾病处理，使不少人错过了一个良好的机会，在这里我们谈到了现代物理学的相变问题，相变问题是现代物理学的一个前沿。可是在我们《内经》"运气七篇"的"五常政大论"中已经讨论了类似的问题，《内经》这篇大论的有关原文是："气始而生化，气聚而有形，气布而藩育，气终而象变，其致一也"。现代谈相变，传统谈象变，只是一字之差，可是这个字的差别，却反映了现代科学与传统文化的千差万别中的一个最根本的差别，为什么这么说呢？因为相与象在内函上的差别决定了这个问题，我对相与象的理解是："形之可见，有器可凭者为相，形之可见，无器可凭者为象"。一个强调有器，一个强调无器，这个根本的区别也就这样形成了。

从某种方面来讲，中国的文化可以分做三个层次，就是形、道、器。古人说了："形而上者谓之道，形而下者谓之器"。若按这个上中下的层次分：道是最上的层次，形是中间的层次，器是最下的层次，我们传统中医所涉及的范围主要属于中间这个层次，而现代科学所涉足的主要是下面这个层次。形器虽然有联系，但毕竟有区别。如：水中之月虽然有形，但却无器，如果一定要用器去衡量它，打捞它，那就难免一场空，所以用现代科学去探讨传统文化，既要看到联系的一面，又要看到区别的一面，这个问题希望大家能够好好地去思考。

现在我们还是继续谈"相变"的问题，这里提醒大家注意，这个相变是打了引号的"相变"，也就是说我现在讨论这个问题是从《内经》"和于阴阳，法于术数"的角度来讨论，而不完全限于现代物理学的范围，我们从前面的"五常政大论"中，可以看到我们所看到的种种不同的自然现象只是由于气的不同状态所致，而由气的一种状态过渡到另一种状态，这种状态的改变，其本身就是一个"相变"过程；比如：春、夏、秋、冬的变化过程，而这个变化过程又同时伴随着新的功能系统的产生。春是生的，由春的生过渡到夏的长，这个过程就是一个"相变"的过程，同时也是一个功能变化过程。我们曾经讲过："物生谓之化，物极谓之变"。生生化化是一个相续不断的过程。因此"相变"也是一个不断的过程，而只有变才能产生新功能，而相变无非有两种：一种趋于新生，一种趋于死亡。而从物理学角度来说，获得生命的是转为更有序的状态，而丧失生命的是转化为更无序的状态。对《内经》来说，生命现象无非是合与开的相互交替，相互变换的过程，这种开与合的交替变换，是靠相变来取得的，这种相变是受控于被称做枢的系统，这个被称做枢的系统，叫做少阴、少阳系统，所以人体在出现相变的时候，就会出现少阴，少阳的症状。人体少阴少阳系统是控制临界状态的系统，但是这个系统是受控于宇宙的"五运六气"坐标系统的，只要将你的命图、病图、时图进行联系比较，你便会得出你的病机所在，如果再结合六十四卦象来考虑，那就会觉得更有趣了，从这种观点出发，利用药物来参与相变，这就成为了一门新的学问。

从前面谈过三阴三阳的开合枢，太阳、太阴为开，阳明、厥阴为合，少阳、少阴为枢。根据《内经》这些内容以及相变的有关理论，我们完全可以进行传统的相关研究，其法宝就是运用了《内经》的这个理论，而具体操作是：首先把受训者引进睡眠状态，就是首先进行催眠。为什么要首先进行催眠呢？催眠的机制如何？它究竟作用在我们人体的哪个部位？这个问题我们通过《伤寒论》就可以得到比较好的解释。《伤寒论》的少阴提纲条文说："少阴之为病，脉微细，但欲寐"。我们催眠过程中所出现的睡眠态就很象这个"但欲寐"。但是，这个睡眠又跟正常的睡眠不一样，你拿针扎他，他不痛，可是你跟他说话，他又能跟你对话。为什么会出现这个奇怪的现象呢？《素问·至真要大论》的十九病机中，其中有一条就是"诸痛痒疮，皆属于心"，说明我们人体的痛觉完全是由心来把握的，或者说完全由少阴心来传导；现在通过催眠的诱导，你的痛觉消失了，说明我控制了你的这个"心"，说明我暂时切断了你的少阴，说明通过催眠所诱发出的睡眠态"但欲寐"态是人为造成的一种少阴"病态"。这就证实了我们催眠所作用的部位，是人体少阴部位。

前面我们曾谈到人体相变的临界状态，是受控于被称作枢的系统，其中少阴就是它的两个枢系统之一，催眠作用于少阴，实际上就是控制于人体的某个相变，使它沿着我们设计的方向进行，从而通过这个相变产生我们所需要的功能，这是我对催眠现象所提出的中医理论的解释。

中医望诊与"相"

一个人生活在运气的坐标系统里，就必然受到这个坐标系统的影响与控制，如果抓住了他出生的那个时间，这个时间就构成了我们的一个时相框架，再把这个时象框架转成图，这个能够反映我们先天禀赋的图就叫命图，而与发病时候相关的这个图就叫做病图。还有一个就是我们看病时所构成的这个图，叫时图，将这些图弄清楚了，就可以对疾病进行很好的病机分析，并结合六十四卦，用卦象配合望诊刻划人的岁数与

开

篇

疾病的关系。

学习传统文化，首先要解放思想，破除迷信。

望诊是我们中医最擅长的，在望、闻、问、切这四诊中，望诊是最高也是最难的层次。"望而知之谓之神"，这是做中医所必须训练的一个基本功，那么，在整理研究望诊的时候，一定会牵涉到传统文化方面的书籍，这是许多人不敢碰，也不愿意去碰的问题，有感于此，我大胆的涉及了这方面的书籍，我涉及这些资料的目的是想从中提取对中医的诊断，对心理学，对人体个性等等有用的部分，至于它的吉凶祸福，我们不讨论它。面部望诊的具体内容要分十二宫，这些具体的步骤，我们下一步再作详细讨论，现在我只想强调一下，在我们传统文化里面，是否存在着阴阳术数构系。

因为我们搞医的，应该考虑我们医的基础在哪里？我想最起码应该在子学这个体系里，如果在子学这个体系里，那我们对子学的各门学科就应该重新研究，应该从里面吸取我们医所需要的营养，从里面发现我们可能失传的东西。

现在很多人对学习中医望诊为什么要先学习中国传统文化很不理解，这主要是对传统文化的认识，以及对现代科学的发展前沿缺少认识所造成的，当代一些重大理论，特别是玻姆的隐秩序理论，以及格劳斯·哈维、马蒂内克·罗姆提出的超弦理论，这种理论预言：宇宙除了可见的行星、恒星和其他星体外，还可能包含一个与我们所拥有的完全不同的影子世界，在这个世界里存在着人们不可能见到超弦物质，但是这个影子世界只通过极弱的引力与我们的世界相互作用。

这种超弦理论，以及玻姆的隐秩序理论，并没有超出我们的太极图理论，对于太极图的阴鱼来说，阳鱼就是阴鱼的影子世界，同样也可以说，对于阴鱼来说，阳鱼就是阴鱼的隐秩序。总之，从阴可以决定阳，从阳也可以决定阴。中国人还有两对重要概念：它们是虚与实，素与质；从相位、相变的角度来说，当时、当位的相称为实相，属实的范畴，其他三相以虚相的形式隐藏起来了，如果它们以实相的形式出现就叫做贼相，某一相当位、当时的时候，其它三相到哪里去了呢？它们与实相的关系如何呢？在传统文化里都论述得很详细，用超弦理论及隐秩序理论的观点来看，这三种相都隐起来了，但是依然与实相发生着作用并影响着实相；反过来，实相亦作用并影响着那些虚相，未来的事件是一种虚相，目前的事件是一种实相，只要我们能找出虚实两相的关系，那么我们便可以根据目前事件预测未来事件。素的含义是虚空的意思，质的含义是实体的意思，素问实际上是问素，是通过质来了解素，从中建立素与质的关系式。中医最大的特点就是决定论，可预测性，不谈决定论就不可能谈中医，因此学医的人只懂病因、脉证、药性还不行，还应懂天候，除此之外，还应能测知疾病的预后转归，这才能称得上完整的中医，学习望诊是学习中医的一个必不可少的环节，通过这样全面的学习，我们可以进一步了解东方文化的内容实质，整个东方文化都是建立在简单、优美、协调、统一的基础上的，这个基础就是宇宙形成发展的基础，就是太极图基础。

最近，我看了一份剪辑资料，是《参考消息》1985 年 10 月 7 日刊登的，说在西欧，尤其是在法国一带，很喜欢通过面部望诊来判断疾病，也就是说现代医学也在寻找相关性：疾病是否与出生月份有关？是否与手的纹路相关？是否与面部轮廓相关？他们都在寻找，都在多方面、多方位的思考问题，如果我们不进行这个相关性的思考，最起码来说对《黄帝内经》的研究没有好处。

有关疾病的相关性因素，我们可以找出很多，如：人神、年忌、运气、出生时间以及手、面之望诊。对这些因素进行深入研究，可以大大提高我们对疾病的认识的确定性；在《灵枢·阴阳二十五人》里还谈到另一个相关性，就是人体的五行划分，将人体根据五行特性进行划分，有金型人、木型人、水型人、火型人、土型人，五行人中又可以作五行的划分，故有二十五行人，再根据五行之间生克关系，判断每个人的健康疾病以及疾病后的转归。比如长得瘦瘦条条形似一棵

开

篇

树木，这类人称木型，如果木型人长得脸红、鼻头尖，这个问题不大，这些附属的是火型的特性，而木火相生，所以没有问题，但如果木型人长得脸很白，这就很糟糕，因为白属金，金克木，这类人的健康肯定有问题。以上这些相关的因素究竟能否决定人的健康寿夭，这是《黄帝内经》所肯定的，这就牵涉到了认识上的决定论，要么我们坚持决定论，要么我们抛弃决定论。如果抛弃决定论，《黄帝内经》从根本上就不存在了。

明朝医家彭用光在他的《太素脉诀》里留下了指掌图歌："命宫心部小肠迁，官禄肝经胆福全，肾上寿元膀胱疾，肺为父母夫妻连，脾宫田宅胃财帛，兄弟命门焦什绵，十二宫中皆有定，要看太素在心专"。太素是什么意思呢？素是虚空的意思，那么，太素就是产生虚空的决定来源，《太素脉诀》主要谈如何根据脉象来判定人的穷通寿夭。而人的穷通寿夭分为十二类，这十二类的内容可在面部诊察分布。彭用光在这里谈的是十二宫在寸、关、尺的分布；左寸配属心与小肠，诊察命宫与迁移的情况；左关配属肝与胆，诊察官禄与福禄的情况；左尺配属肾与膀胱，诊察寿元与疾厄的情况；右寸配属肺与大肠，诊察父母夫妻的情况；右关配属脾与胃，诊察田宅与财帛的情况；右尺配属命门与三焦，诊察兄弟与奴仆的情况。

我将面部十二宫与太素的脉位十二宫作了一些综合处理，得出了十二经脏腑在面部的分布，这样我们可以从面部诊察人的病证、病源，这种分布是：

两眉中的命宫，诊察心脏；两额角的迁移宫，诊察小肠腑；印堂上的官禄宫，诊察肝脏；两鬓的福德宫，诊察胆腑；印堂下的疾厄宫，诊察膀胱腑；两眼角的夫妻宫，诊察肺脏；两眼田宅宫，诊察脾脏；鼻财帛宫，诊察胃腑；眼眉兄弟宫，诊察命门、肾；下巴地阁奴仆宫，诊察三焦腑（如十二宫部位图）。

官禄宫

福德宫　　　　福德宫

迁移宫　兄弟宫　命宫　兄弟宫　迁移宫

夫妻宫　田宅宫　疾厄宫　田宅宫　夫妻宫

男女宫　　男女宫

财帛宫

奴仆宫　　奴仆宫

相貌宫(综合)

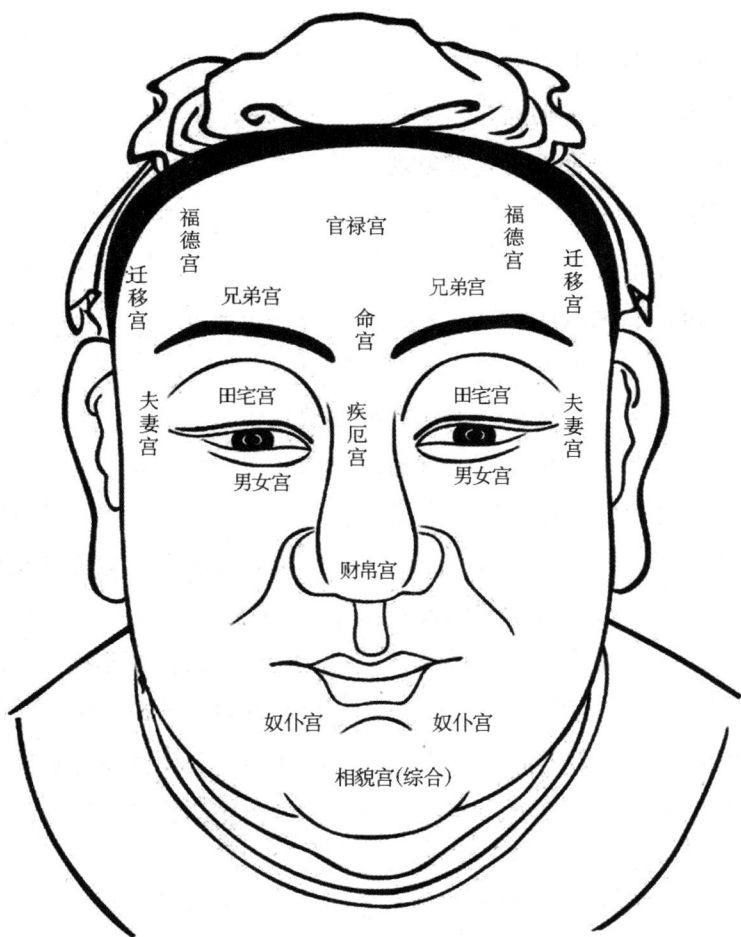

十二宫部位图

　　另外，我对望诊的理解还有一个歌诀，亦可看作是望诊的一个总论：

　　宇宙在乎手，万化生乎身，阴符经赞易之谓。

　　乾玄春夏秋冬有象，

　　人道吉凶休咎可知。

　　坤化生长收藏有期，

　　天命穷通寿夭可知。

　　乾坤虚冲激荡，寒热温凉交替，

天地人气震撼，喜怒哀乐变幻。

相火居乎位，君火昭乎明，

相位不同，相变则异。

壮乎哉，气象万千，气唯象观。

妙乎哉，象形于外，气动于中。

真情因象形于外，身手宇宙气相关。

察宇宙，通晓人体一身，

凭一手，明了天人情份。

原夫神由玄生，味从化来，智由道增。

手相、位相、时相、相中有相，

人道、地道、天道、道中有道。

提出望诊的学习，有着多方面的意义，而最重要的意义就是层次问题，我们想在中医领域达到比较高的层次，就必须学习望诊，这个问题早在孙思邈《千金方》的"大医习业"中就做了硬性规定，中医要继承也要有发展，发展是一个大的趋势，而要发展，就牵涉到一个与现代科学文化的结合问题，我们的眼光应该放远一些，应该重点放在现代科学的前沿，如以上所举的形态发生场、临界相变，超弦理论、隐秩序等等就是一个例子。

先作理论上的交融渗透，先掌握好结合的方向，而不要急于去做什么实验验证，要充分认识到这个结合是一项长远的工作，是真正跨世纪的工作，不要急于求成。国家兴亡，匹夫有责。而传统文化的兴衰，中医的兴衰，正是我们这些中医工作者的责任。前路光明，任重道远，希望我们共同努力。

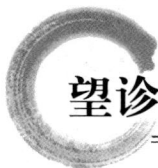

望诊医案十五例

世界医学面临的实际问题之一，也即是关于机能诊断的研究。我们知道：近二、三百年来，由现代自然科学成果所武装起来的西洋医学，就其检查病人的方法来说，借助于各种精密器械，拥有强大的分析能力，可是对于衡量人体某些器官系统以及整体病理生理情况的机能诊断，也还仅仅是处于萌芽状态。而中医的诊断的方式方法，无疑地以"将成为我国新医学理想的全面诊断的物质基础"。

在中医四大诊断的方式方法中，"望为四诊之最上乘工夫"。如"眼胞肿，十指头微肿者必久咳"。"但头汗出"的患者，是属于"瘀热在里""邪在半表里"，或为"寒湿相搏"的一种主要表现。

望诊的依据是，首先认为任何疾病都是"有诸内必形诸外"的。正如朱丹溪说："欲知其内，当观其外，诊于外者斯以知内"。

为了使大家对望诊有一种感观性认识，现将一些病案中患者的手部望诊、面部望诊特征列举出来以供参考。

案例一：曾明勤，女，1968 年农历九月初八日丑时出生，西医诊断：癫痫；于 1986 年 8 月 13 日巳时来诊。

1. 出生时相框架图：

戊	17
申	39
五	115∧
之	28
气	410

2. 命图合后天八卦图：

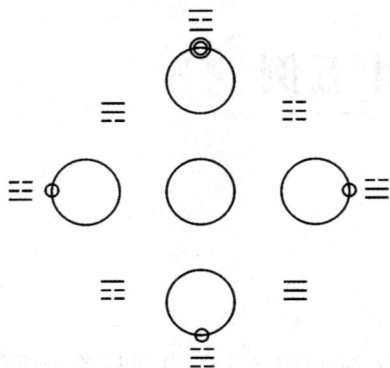

3. 面部望诊特征：两眼眼白较青灰色，且隐现小血丝稀疏分布。

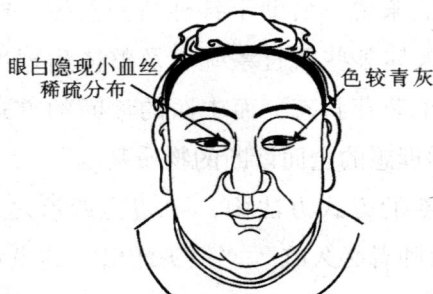

眼白隐现小血丝稀疏分布　　　色较青灰

4. 手部望诊特征：右掌出现一条从震卦连通离卦的枝纹。

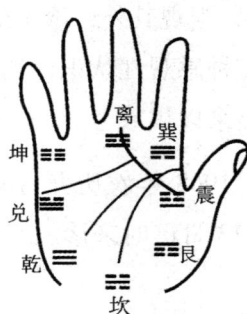

用方：每天辰时用二两酒烧一只鸡蛋服用。

案例二：王盛洁，女，1952年五月初五辰时出生，后脑偏右侧头痛，寝则剧，CT报告：左脑室大于右脑室。于1986年8月13日申时来诊。

1. 出生时相框架图：

$$
\begin{array}{c|l}
壬 & 39 \\
辰 & 39 \\
三 & 410 \wedge \\
之 & 17 \\
气 & 126 \\
\end{array}
$$

2. 命图：

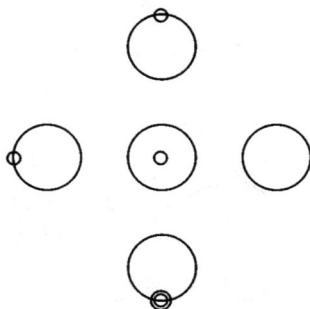

3. 面相特征：右侧耳门色晦暗。

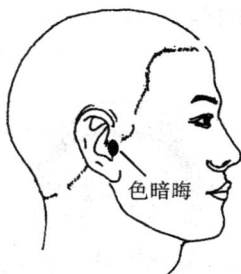

色暗晦

4. 手相特征：右手阳明线后 1/3 处出现圈纹。

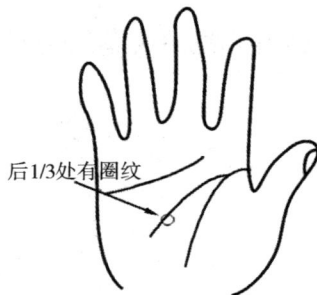

后1/3处有圈纹

望诊医案十五例

· 13 ·

用方：教授练功方法。

案例三：郭运新，男，1945 年农历 5 月 18 日午时出生，西医诊断：①肠糜烂；②肠水肿；③慢性结肠炎；④脑动脉硬化。于 1986 年 8 月 14 日巳时来诊。

1. 出生时相框架图：

```
乙 | 28
酉 | 28
三 | 28 V
之 | 17
气 | 115
```

2. 命图：

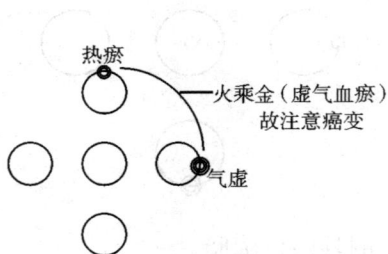

3. 面部望诊特征：两侧鼻翼至鼻沟处毛孔粗糙，色暗紫红，且右侧比左侧明显。

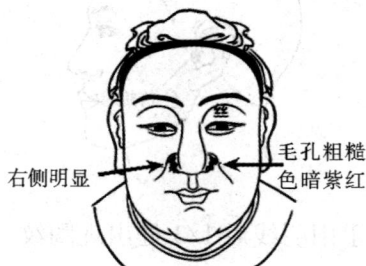

4. 手部望诊特征：双手生命线的坎部有暗点约火柴头大，左侧较右侧明显。

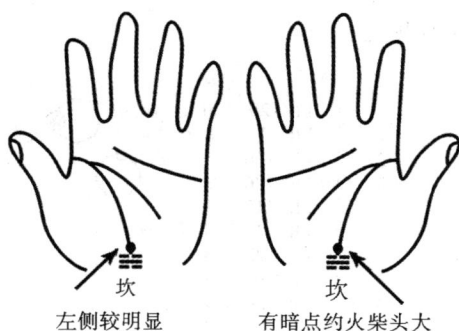

坎　　　　　坎
左侧较明显　　有暗点约火柴头大

用方：1. 肉苁蓉 6g　　胡麻仁 6g　　党参 6g　　白芍 6g　　茯苓 6g　枳实 6g　　仙鹤草 9g　　旱莲草 9g　　女贞子 6g　　猪苓 6g　　泽泻 6g　　田七 15g　　山楂 120g　　水煎服。

2. 白附子 250g　　僵蚕 120g　　全蝎 60g　　蜈蚣 10 条　　首乌 1000g　田七 90g　　桑叶 400g　　菊花 200g　　黄芪 1000g　　泽泻 180g　　白术 90g　生芝麻 1000g　　共为粉末，每日按卯、酉时各服一次，每次 6g。

案例四：李若资，男，1930 年农历七月出生，西医诊断：①结肠炎；②肝肿大（胁下 3~4cm），B 超发现肿物（怀疑：肝肿瘤，血管瘤）。病史：1950 年患痢疾性肠炎，1960 年患肝炎；于 1986 年 8 月 14 日申时来诊。

1. 出生时相框架图：

庚	115
午	126
四	28∧
之	126
气	28

2. 命图：

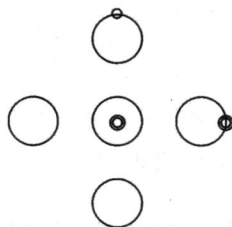

3. 经络感热数值测定：

血				气	
< 3	1	LR	28	11	> 4倍 >
1	2	LR	28	8	8倍
5	3	LR	126	7	
5	4	LR	126	3	
3	5	LR	115	3	
△ 1	6	LR	115	5	△ → 5倍
6	7	LR	39	4	
3	8	LR	39	4	
3	9	LR	17	3	
2	10	LR	17	5	
2	11	LR	410	3	
7	12	LR	410	8	

4. 面部望诊特征： 年寿间有褐色老年斑约 2mm 长。

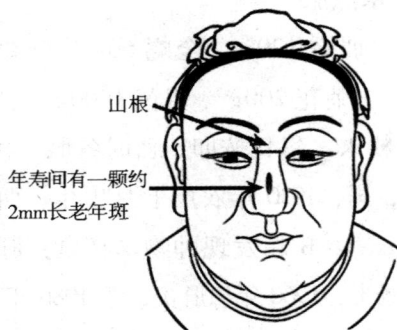

山根

年寿间有一颗约
2mm长老年斑

5. 手部望诊特征： 右震卦忽然丰隆，左震阳明、少阳线三角区出现瘀暗色。

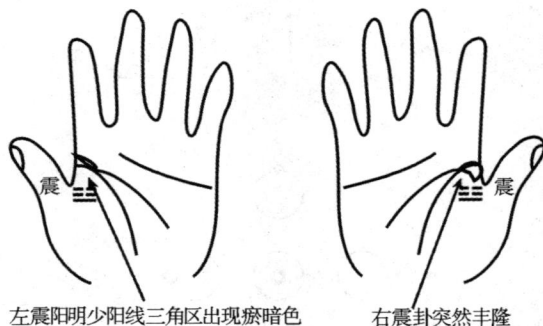

震

震

左震阳明少阳线三角区出现瘀暗色　　　　右震卦突然丰隆

用方：沙参 120g　　玉竹 120g　　党参 120g　　炙草 90g　　大枣 250g
熟地 120g　　肉苁蓉 120g　　淫羊藿 120g　　煅牡蛎 90g　　人参 90g　　田七

90g　川连 90g　琥珀 90g　木香 90g　砂仁 90g　共为粉末，每天早、中、晚各服一次，每次 6g。

案例五：小虎妈，女，1933 年农历九月初四出生；病史：1984 年做右肾结石摘除手术，于 1986 年 8 月 14 申时就诊；现症：胸闷。

1. 出生时相框架图：

```
癸 │ 28
酉 │ 410
五 │ 115 ∨
之 │ 28
气 │ 115
```

2. 命图：

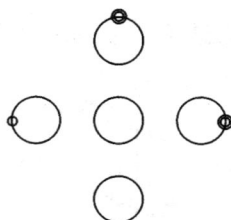

3. 面部望诊特征：两眉较浓黑，右眉头有一颗约绿豆大的黑痣。

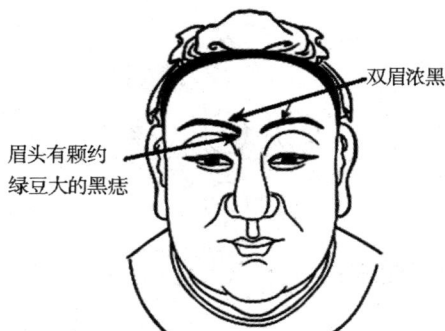

双眉浓黑

眉头有颗约绿豆大的黑痣

4. 手部望诊特征：右震部位及左震与生命线部位静脉显露，双手十指尖部出现褶皱。

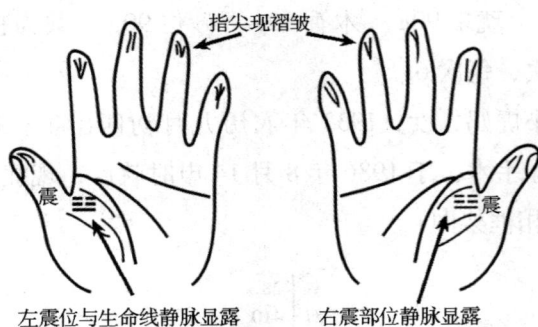

指尖现褶皱

震 ☳

☳ 震

左震位与生命线静脉显露　　　右震部位静脉显露

用方：天冬 9g　麦冬 9g　沙参 9g　玉竹 9g　北芪 9g　白术 6g　丹参 18g　川连 3g　砂仁 3g　水煎服。

案例六：陈肇珍，女，1966 年农历九月二十九日出生，现症浮肿，剧于经前，西医诊断：甲状腺素缺乏；于 1986 年 8 月 15 日午时来诊。

1. 出生时相框架图：

$$\begin{array}{c|l} 丙 & 115 \\ 午 & 17 \\ 五 & 39 \wedge \\ 之 & 28 \\ 气 & 28 \end{array}$$

2. 命图：

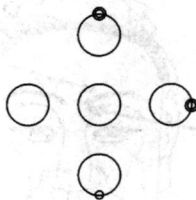

3. 经络热感数值测定：

2	1	LR	28	3	
5	2	LR	28	3	
1.5	3	LR	126	3	△
5	4	LR	126	3	
2	5	LR	115	1	△
1.5	6	LR	115	4	△
9	7	LR	39	11	
5	8	LR	39	6	
2	9	LR	17	3	
3	10	LR	17	3	
2	11	LR	410	6	△
1.5	12	LR	410	5	△

4. 面部望诊特征：两眼下眶至颧骨部位雀斑较多且色素沉着，上嘴唇边沿色素沉着。

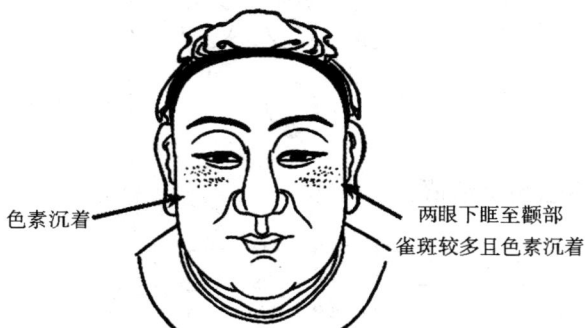

色素沉着

两眼下眶至颧部
雀斑较多且色素沉着

5. 手部望诊特征：左掌生命线在震卦部位有圈纹。

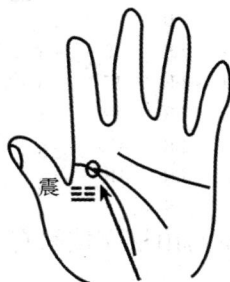

震

左掌生命线在震卦部位有圈纹

用方：玄参 90g　天冬 9g　沙参 18g　白芍 9g　猪苓 9g　泽泻 9g　白术 4g　茯苓 9g　金钱草 90g　茅根 60g　猪胴骨 1 根　水煎服。

案例七：徐风莲，女，1946 年农历八月十三日酉时出生；1986 年

望诊医案十五例

8月13夜来诊，现症：心前区胸缩样喘疼，自述这种现象时有发作已有半年，西医诊断：植物神经功能紊乱。

1. 出生时相框架图：

$$
\begin{array}{c|c}
丙 & 39 \\
戌 & 410 \\
四 & 39\;\wedge \\
之 & 126 \\
气 & 126 \\
\end{array}
$$

2. 命图：

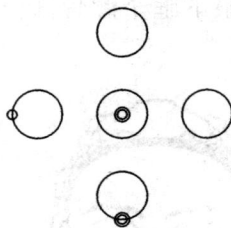

3. 经络热感测定数值：

2	1	LR	28	2
4	2	LR	28	4
2	3	LR	126	2
3	4	LR	126	3
1	5	LR	115	4 △
1	6	LR	115	2 △
4	7	LR	39	3
3	8	LR	39	2
1	9	LR	17	2 △
2	10	LR	17	3
3	11	LR	410	3
2	12	LR	410	2

4. **面部望诊特征**：在印堂与山根交接间有一颗约芝麻大的黑痣。

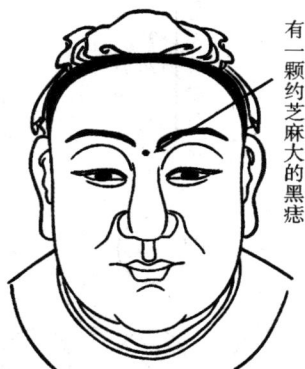

有一颗约芝麻大的黑痣

5. 手部望诊特征：右手太阳线在小指与环指间对应点有圈纹，左手掌角峰有穗纹，少阳阳明口区部位色暗。

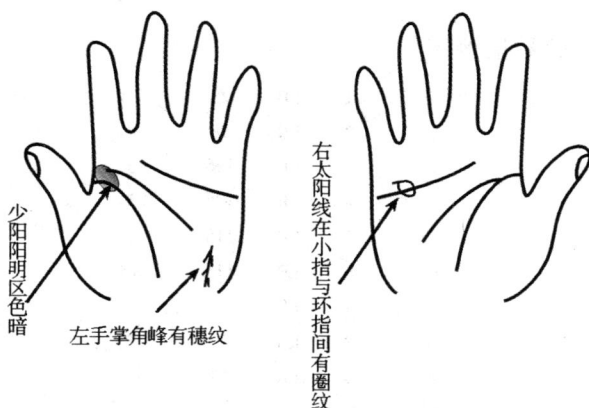

少阳阳明区色暗

左手掌角峰有穗纹

右太阳线在小指与环指间有圈纹

用方：山楂 120g　沙参 9g　白芍 9g　玉竹 9g　砂仁 4g　炙草 9g　大枣 18g　白芍 30g　黄糖 50g　水煎服。

案例八：方桂，女，1949 年农历十一月初七亥时出生，1986 年 8 月 14 日申时来诊；自述：结婚十年未孕，于 1985 年 12 月 16 日做左肾结石摘除手术，今年 5 月造影发现：右肾结石 1cm×0.3cm 一颗，左肾有小如绿豆结石共六颗。

1. 出生时相框架图：

已	126
丑	39
终	126 V
之	39
气	39

2. 命图：

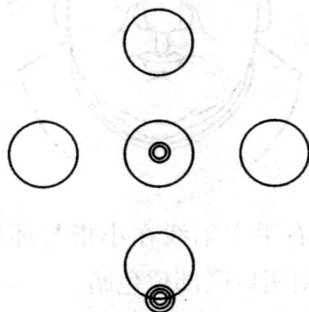

3. 经络热感数值测定：

9	1	LR	28	10
7	2	LR	28	8
8	3	LR	126	5
6	4	LR	126	5
10	5	LR	115	7
6	6	LR	115	6.5
9.5	7	LR	39	7
6	8	LR	39	5
4	9	LR	17	4
△ 17	10	LR	17	7
△ 23	11	LR	410	14
10	12	LR	410	8.5

4. 面部望诊特征：两眉稀薄，山根有一条横纹，人中左边与唇边间有一颗芝麻大的黑痣。

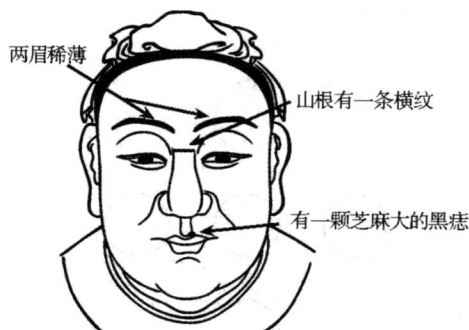

两眉稀薄
山根有一条横纹
有一颗芝麻大的黑痣

5. 手部望诊特征：右手阳明线末端有一肾状阴影约火柴头大。左手福线有青气上升至与掌角峰相连；双手坤卦瘦小，纹理粗糙；双手环指峰陷下，右峰有横纹。

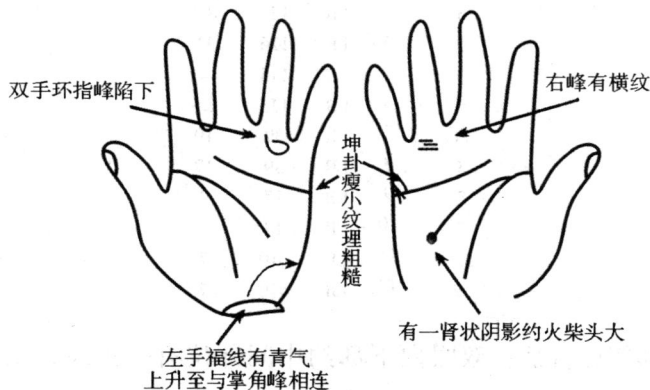

双手环指峰陷下
右峰有横纹
坤卦瘦小纹理粗糙
左手福线有青气上升至与掌角峰相连
有一肾状阴影约火柴头大

用方：1 号散 连服 15 天。

案例九：陈琼远，女，1942 年农历九月初五巳时出生，1986 年 8 月 15 日申时来诊，自述 1983 年查出胆囊有鞭毛虫，现感颠顶头痛。

1. 出生时相框架图：

壬	115
午	17
五	410∧
之	28
气	28

望诊医案十五例

2. 命图:

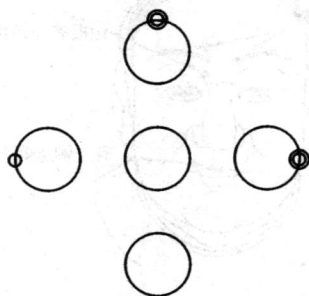

3. 经络热感数值测定:

4	1	LR	28	7
4	2	LR	28	3
6	3	LR	126	8.5
9	4	LR	126	11
3	5	LR	115	4
5	6	LR	115	2.5
11	7	LR	39	19
5	8	LR	39	17
8	9	LR	17	3
5	10	LR	17	4
5.5	11	LR	410	7
6	12	LR	410	7

4. 面部望诊特征:双眼白下部约中间部位有一虫斑,山根双侧与精明穴交接部位色青暗。

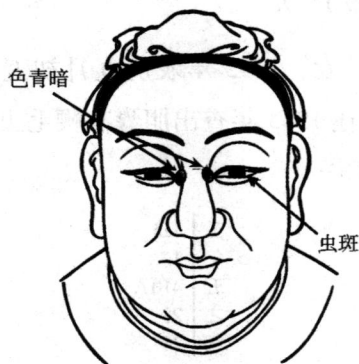

色青暗

虫斑

5. 手部望诊特征：双手食指峰至拇指上峰处露青（静脉显露），双手食指、中指天部横纹多。

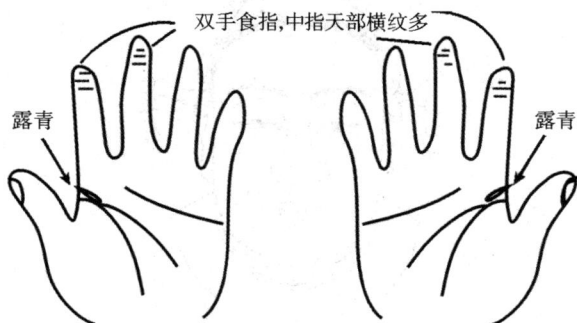

双手食指,中指天部横纹多

露青 露青

用方：白芍 6g 猪苓 6g 白术 3g 泽泻 6g 茯苓 6g 党参 5g 白芷 3g 川芎 3g 桑叶 4g 菊花 4g 吴茱萸 0.5g 枳壳 2g 水煎服。

案例十：林发全，男，1944 年农历五月初五出生，1986 年 8 月 16 日巳时来诊；西医诊断：第五腰椎骨刺增生，第六腰椎骶化。

1. 出生时相框架：

甲	17
甲	17
三	126∧
之	17
气	410

2. 命图：

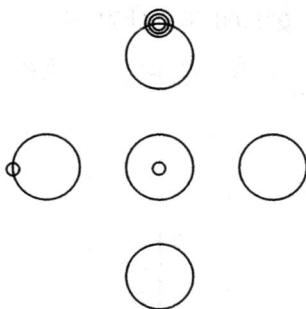

3. 面部望诊特征：双耳廓上部开始约有 1/3 长的部位色较红暗。

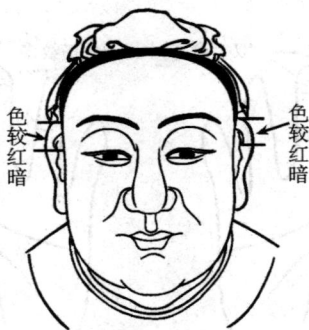

4. 手部望诊特征：双手中指指节显露，中指地部多横纹且露青。

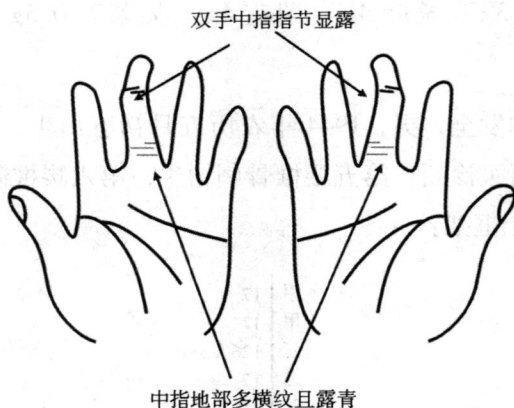

用方：药棍外治。

案例十一、黄长珍：女 1960 年 7 月 21 日出生，1985 年 2 月患精神分裂症，1986 年 4 月 16 日申时来诊，自述失眠，常幻听到婴儿哭声及中年男子说话声。

1. 出生时相框架图：

```
庚 | 115
子 | 115
三 | 28 ∧
之 | 17
气 | 28
```

2. 命图：

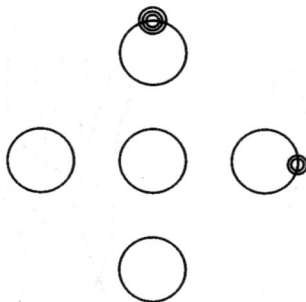

3. 经络热感数值测定：

16	1	LR	28	5	△
2	2	LR	28	12	△
5	3	LR	126	3	
5	4	LR	126	1	
17	5	LR	115	5	△
3	6	LR	115	6	△
5	7	LR	39	6	
11	8	LR	39	5	△
3	9	LR	17	10	△
4	10	LR	17	7	
11	11	LR	410	6	
6	12	LR	410	8	

4. **面部望诊特征**：额司空与印堂之间现红晕圈，印堂色晦暗。

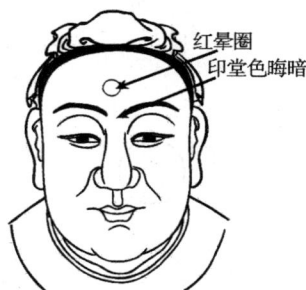

红晕圈
印堂色晦暗

5. **手部望诊特征**：右手智慧线直趋掌角峰下部。心经线在小指与环指、环指与中指对应部位有两个圈纹，圈纹部位色暗，右手心经线与生命线相接（即断掌）。

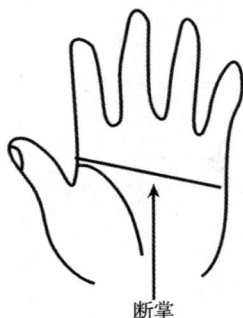

断掌

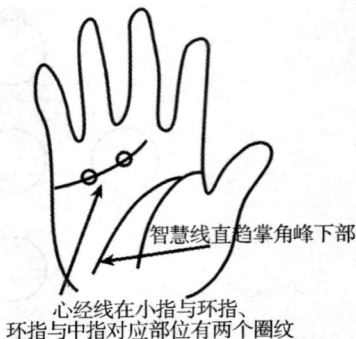

智慧线直趋掌角峰下部

心经线在小指与环指、
环指与中指对应部位有两个圈纹

用方：1. 半夏30g　白芷6g　细辛3g　白术6g　厚朴3g　枳实3g　大黄30g　芒硝24g　水煎服，连服三剂。

2. 天冬250g　桑叶90g　菊花90g　白术30g　红花20g　大黄30g　白芷30g　金钱草250g　大枣90g　淫羊藿60g　生地90g　熟地60g　共为粉末，日服三次，每次6g。

案例十二：曾文珍，男，1935年农历七月二十七日子时出生，1986年8月17日酉时来诊；自述：1970年做胆结石手术，术后情况良好，但于1983年开始时有出现胆区剧痛。

1. 出生时相框架图：

乙 | 410
亥 | 115
四 | 18 ∨
之 | 126
气 | 17

2. 命图：

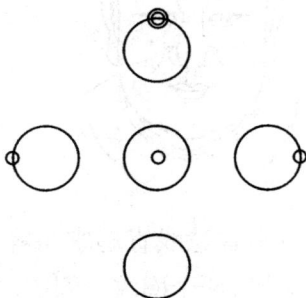

3. 经络热感数值测定：

16	1	LR	28	10	
5	2	LR	28	11	
7	3	LR	126	8	
11	4	LR	126	32	△
7	5	LR	115	7	
17	6	LR	115	12	
27	7	LR	39	5	△
11	8	LR	39	7	
5	9	LR	17	9	
11	10	LR	17	12	
17	11	LR	410	7	△
6	12	LR	410	6	

4. **面部望诊特征：**两鬓下的脸颊位色晦暗。

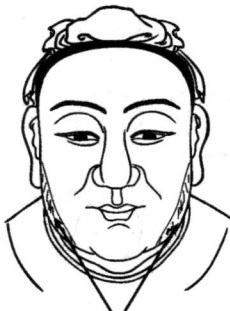

两鬓下的脸颊位色晦暗

5. **手部望诊特征：**双掌生命线在拇指上峰与拇指峰交接部位有岛纹；食指峰与拇指上峰的部位露青且右比左色暗。

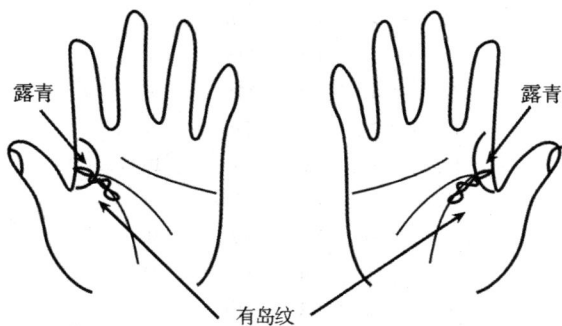

露青　　露青

有岛纹

用方：人参 60g　　田七 60g　　琥珀 60g　　枳实 90g　　厚朴 90g　　砂仁 30g　　沙参 90g　　玉竹 90g　　白术 60g　　茯苓 60g　　金钱草 270g　　泽泻 90g　　大黄 90g　　半夏 90g　　郁金 90g　　共为粉末，日服三次，每次 6g。

案例十三：吴洪甫，女，1947 年农历五月二十五日申时出生；西医诊断：风湿性心脏病；1986 年 8 月 17 日戌时来诊。

1. 出生时相框架图：

```
丁 │ 410
亥 │ 410
三 │ 410 Ⅴ
之 │ 17
气 │ 17
```

2. 命图：

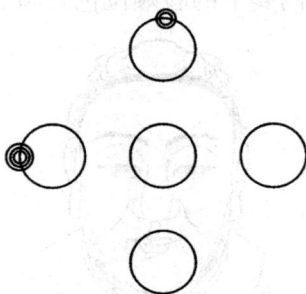

3. 经络热感数值测定：

11	1	LR	28	8
5	2	LR	28	6
8	3	LR	126	6
12	4	LR	126	10
5	5	LR	115	9
5	6	LR	115	8
13	7	LR	39	31 △
17	8	LR	39	10
5	9	LR	17	4
5	10	LR	17	9
8	11	LR	410	22 △
8	12	LR	410	5

4. 面部望诊特征：左脸颊从耳门开始向下延伸有 4cm 长的静脉显露。

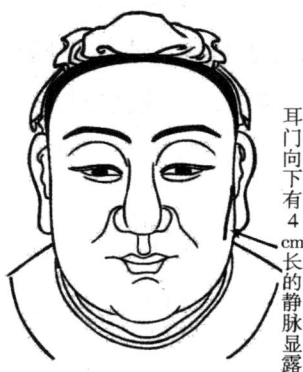

耳门向下有 4cm 长的静脉显露

5. 手部望诊特征：双手心经线有链纹断续出现，双手中指峰环指峰色暗，且左手比右手色较黑。

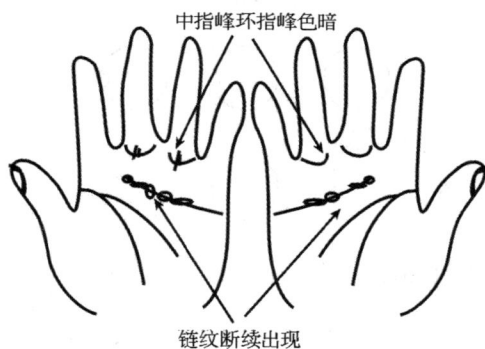

中指峰环指峰色暗

链纹断续出现

用方：1. 葶苈子 250g　　田七 90g　　人参 90g　　沙参 90g　　玉竹 90g　天冬 90g　麦冬 90g　党参 90g　红枣 90g　肉苁蓉 60g　淫羊藿 30g　枸杞子 60g　白术 60g　郁金 60g　细辛 30g　麻黄 30g　桑叶 60g　菊花 60g　厚朴 60g　冰糖 500g　米酒 5kg，浸酒三个月后开始服用，每晚服 15ml。

2. 红莲子 18 颗　赤小豆 20g　天冬 3g　麦冬 3g　生地 3g　肉苁蓉 3g　党参 5g　西洋参 5g　田七 5g　煲糖水，按每节令前一天开始，连服三天。

3. 北芪 45g　艾叶 120g　煲水外洗，按每节令前两天开始，连洗

望诊医案十五例

五天。

案例十四：曾成和，男，1927 年农历四月二十二日午时出生，1986 年 8 月 18 日巳时来诊，自述患十二指肠球部溃疡多年，两天前医院诊断：胃出血。现症胃脘痛，大便色较黑。

1. 出生时相框架图：

$$
\begin{array}{l|l}
丁 & 115 \\
卯 & 115 \\
三 & 410\,\mathrm{V} \\
之 & 17 \\
气 & 28
\end{array}
$$

2. 命图：

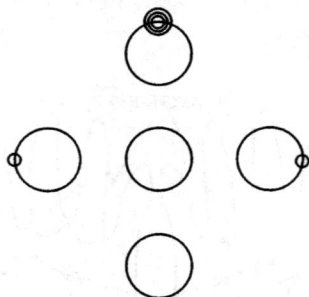

3. 经络热感数值测定：

4	1	LR	28	2	△
13	2	LR	28	8	
5	3	LR	126	5	
7	4	LR	126	3	△
11	5	LR	115	3	△
10	6	LR	115	2	△
6	7	LR	39	6	
4	8	LR	39	10	△
4	9	LR	17	4	
4	10	LR	17	4	
10	11	LR	410	7	
4	12	LR	410	8	△

4. 面部望诊特征：双侧鼻翼连接准头即整个鼻头部位色绛红且毛孔粗糙（即酒糟鼻）。

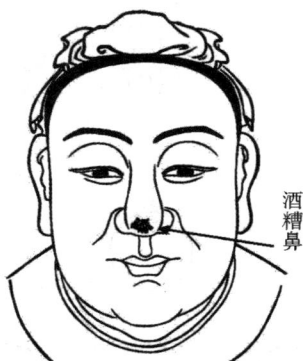

5. 手部望诊特征：双手生命线有链纹断续出现；左手生命线中间段有一岛纹，左手食指峰比右手色多暗红。

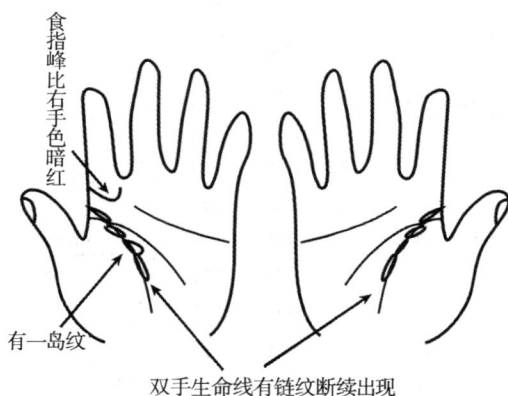

用方：仙鹤草 60g   侧柏叶 60g   地榆 60g   白芨 30g   白术 30g   泽泻 30g   郁金 30g   枳实 30g   半夏 30g   白芍 30g   大枣 18g   党参 30g   天冬 30g   麦冬 30g   五味子 15g   山栀子 60g   水煎服，按卯、午、酉、子时各服一次。

案例十五：岑德芳，女，1938 年农历七月初七已时出生，1986 年 8 月 18 日申时来诊，自述：医院诊为慢性肾炎，现症浮肿。

1. 出生时相框架图：

$$
\begin{array}{l}
戊 \\
寅 \\
四 \\
之 \\
气
\end{array}
\left|
\begin{array}{l}
17 \\
28 \\
115 \; \wedge \\
126 \\
410
\end{array}
\right.
$$

2. 命图：

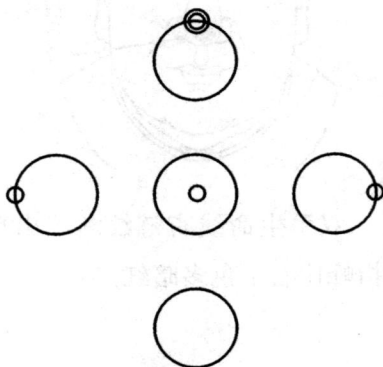

3. 经络热感数值测定：

9	1	LR	28	2	△
6	2	LR	28	11	
12	3	LR	126	27	△
9	4	LR	126	7	
6	5	LR	115	6	
4	6	LR	115	4	
14	7	LR	39	10	
5	8	LR	39	5	
29	9	LR	17	20	△
7	10	LR	17	12	
7	11	LR	410	5	
1	12	LR	410	6	△

4. 面部望诊特征：双眼为四白眼（即四边露白），山根至寿上色素沉着。

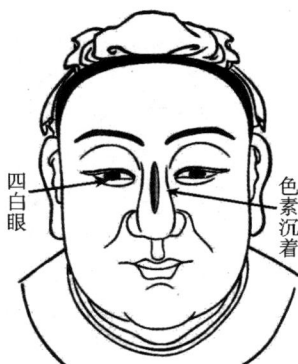

四白眼　　　　　　　　　　　　色素沉着

5. 手部望诊特征：左手生命线中途有一支纹直落坎卦且末端开叉成扫帚纹，右手掌角峰下部有两条横纹连至坎部。

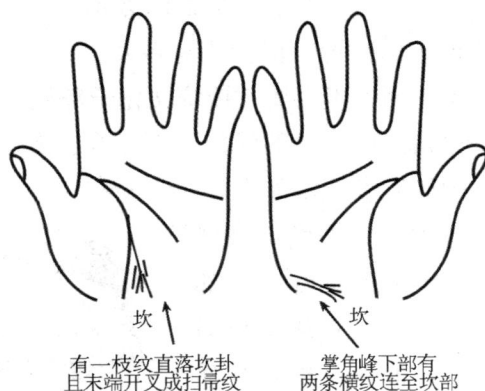

坎　　　　　　　　坎

有一枝纹直落坎卦　　掌角峰下部有
且末端开叉成扫帚纹　两条横纹连至坎部

用方：1. 猪苓90g　泽泻60g　白芍90g　金钱草90g　沙参90g
北芪90g　肉苁蓉30g　淫羊霍12g　茯苓60g　水煎服，按卯、午、酉、子时各服一次。

2. 赤小豆120g　独头蒜250g　肉苁蓉30g　仙茅30g　杞子60g
天冬90g　沙参90g　北芪90g　黄糖半斤　煲糖水饮，每个节令前一天开始煲一剂，分三天服用。

望诊医案十五例

第一讲

望诊隶属传统文化子部

张仲景《伤寒论》在序中曰："余宿尚方术"。可见只有对方术有所研究，才可能认识《伤寒论》的价值有多大。

望诊属方术部份，而方术隶属于传统文化子部里。

古人认为，望诊是一门人事的学门，而作为医者就应具备："上知天文，下知地理，中傍人事"的能力。

学面部望诊，首先把分布的区域熟悉。整个面部从上到下共分为十三部位，其中：额分为五个部位；鼻子分为四个部位；人中一个部位；嘴一个部位；下巴分两个部位。

数千年来谁也无法对"术数"下一个完整的定义，我三易其稿下其定义现摘录如下："我曾对术数作了如下的注

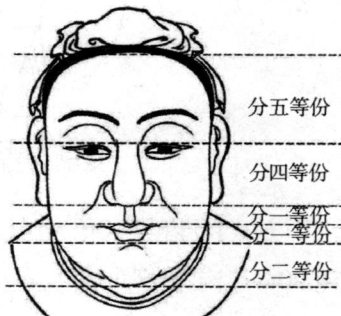

分五等份
分四等份
分三等份
分二等份
分二等份

面部十三部位

释：数——指的是依据宇宙空间一切物象的生长衰亡相互转换变化的现象，求出它们的时空关系量，这就是古人所说的'物生有象，象生有数'。术——指的是根据时空关系量推出宇宙间一切物象的生长衰亡相互转换变化的根源。这就是古人所说的：'乘除推阐，务穷适化之源。'另外，我们还要知道在术与数之间还有一个道字，这个道字不但在术与

数之间，同时还在术与数之外，道是术与数之间转换与变化的关地，所以，要真的弄清这个道字，那是不得了的。

在传统文化里与"道"字并列的概念是"太极"一词，太极存在于易学里，也就是说与道字并列的是一个"易"字，易也是既存在于术与数之间，亦存在于术与数之外；易与道都谈到象，象也就是相，不过道是偏重于术与数，易是偏重于象与数罢了。可是由易与道所产生的医却充分地谈论了术、数、象这三方面；医是什么呢？一句话，医是研究天、地、人之间的术数转换变化关系的一门学问，这种转换变化的过程是以一种象来表达的，也就是说，医是道字在人体上的学问，也是易字在人体上的学问。人们要真正了解医，就得真正的了解易与道，要真正的了解易与道，那么就得真正的了解术、数、象"。

简要介绍与中医望诊有关的传统文化

关于佛、道、儒，历代说：佛是专擅慈悲的；道是专擅感应的；儒是专门讲忠孝的。而我是从直观判断文字结构来刻划：佛、道、儒的。佛——是专门研究不是人的一门学问（即由色返空）；道——是专门研究意守玄关，修练大脑功能的，并且是根据春、夏、秋、冬的转化来修练的；道家专门有一句话："若闻修道如何法，遥指天边看揽月"。即指根据天体的运行修练大脑的功能的一门学问。儒——是专门研究人类社会所需要遵守的"三纲五常"，人类社会所需要的东西的一门学问。

我们虽然都是由空的状态变来的，都是从遥远的虚的状态变来的，到了我们父母的阴阳相姤，怀孕十月生下我们，我们的生长发育整个过程受什么控制呢？受动神——东方震卦；静神——西南方坤卦；出神——南方离卦；入神——西方兑卦；穷神——北方坎卦；即：动神为肝，静神为脾，出神为心，入神为肺，穷神为肾，受这五神的控制。从这个角度来看似乎神是重大的科学概念，那么鬼也是如此，而且是天才的科学概念。"神者生也，鬼者归也，有来神有魂"。这句话出自东汉王充的《论衡》。而首出于王充——认为人的气是俱有神鬼两面的，气聚为物，气散物亡；物的一面是神，另一面是鬼；是一元论，而不是二元论。是什么力量让我们看见太

第一讲

阳的运动，二十八星宿的运转呢？古人提出一个比万有引力更重大的概念就是"神"了，就是"道"了。中医的心是神经系统，而不是心脏，"心"生而知之，中医的心属南方、属离卦，没有阳气的震动就没有"心"，就没有了生命；至于说神位在南方，只是根据方位来说，因南方的物产要比北方丰富得多，还有中国的方位已包括了月份，指的是四、五、六月配属太阳，神在南方是无形的；这不光是道家这么说的，佛家也是这么说的；如："南无阿弥陀佛"，佛家提出由色返空，不是要你死，而是通过心身的修练来达到空的境界，达到观音、如来的地步，提高人的大脑的能力，驾御宇宙的能力，这个法，这个佛在哪里呢？在南方无形非常遥远的非常大的地方，这就是"南无阿弥陀佛"了。

大家都知道，物有神鬼两面；有神，万物有生；有鬼，万物有归。而气却是有四面的，它除了有神鬼两面外还有魂的一面及魄的一面。魄是明亮的能鉴别物体颜色的一面，但总有一天它也会走的，属归的一面，还有一个魂使物体一天一天生长壮老，而具有四面的作用，属生的一面。但不管你是怎么转，它对时空都有爱好，象磁铁一样永远指向南方，魂的一面永远指向东方，魄的一面指向西方。由于"魂生育也"，谁不知道我们亚洲人，特别是中国人，生育能力特强，因魂可以转成神的一面，故我们比西方人要聪明得多。

河图数指出：北方也叫鬼方，配属十一、十二月，北方把精归藏起来。故曰："人禀二归之精"。精藏于肾，我们中国人认为：人的心、肝、脾、肺、肾是构成了人体气的五面状态。在中医里的每一个脏器都是五个脏器的表现，每一个脏器都有生死变化及精气神魂魄，而我们的心还要和"南无阿弥佗佛"、还要同太极联系起来才使得"五神足可见如来"；才能使你将体内的阴精都化成气出现如来的功夫，这样你就可以学习望诊了。

按图解说

天中——是天文学上的名字，属中天，因头属阳，天中在额最高的位置上。

驿马——一个人的升贬，迁移可以从驿马这个部位（如图1）上的颜色，破缺否看出来。

司空——正好是气功的天目（即天中与印堂连接的中点）。

额角——其位置较宽，（如图1）分额角前，额角头。

交友——能不能交友，主要看交友处（如图1）长得好不好，如有伤痕、斑点或色晦暗就交不得朋友或交到损友。

山林、圣贤——（如图1）看其对不对应。

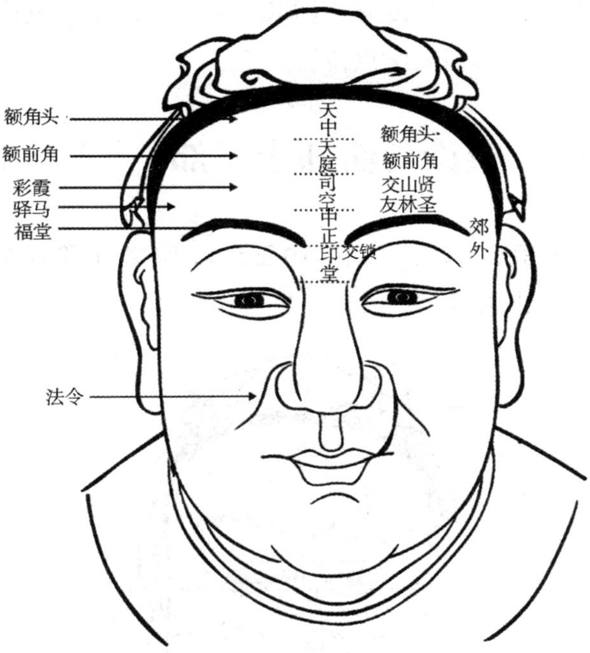

图1 上停

在中医望诊中，何叫对应，或不对应？

1. 看形对不对应。例如：天中，如看见天中鼓突而辅角并不起棱角，从形来说，叫不对应。就是说，那怕天中布局好（突、明亮）但辅角并不突，不明亮，望诊判断时是扣分的。

2. 看颜色相应不相应。例如：司空颜色虽好（有光彩），可山林颜色与其不相应——即指五行出现相克，如：司空若比较白亮，山林太红是火克金，就叫不相应，若司空颜色红明亮，山林颜色相应明亮，称相就，得分相应就好。故望诊时要看形式之外还要看颜色。又如：看中正长得好不好，然后看彩霞、郊外是不是与之对应，若对应，其相就称相就，不对应就称不相应。

在中医望诊里所讲的福指子息方面，故若看儿孙多不多就要看福堂，寿指寿数，禄指财帛、田地。印堂在两眉间，印堂傍是交锁即攒竹穴。青露是指青色的东西露出来（静脉），如在印堂、交锁、山根的位置出现青露者多为疾病缠身或暴病而死或意外而死。

望诊有它的价值的，学一些传统文化知识有助望诊，《方伎列传》有提。

做个医生，学习望诊需要学点传统文化。

望诊与面部十三部

1. **天中**；2. **天庭**；3. **司空**；4. **中正**；5. **印堂**（及其左右上庭，也叫天仓或额）；6. **山根**。

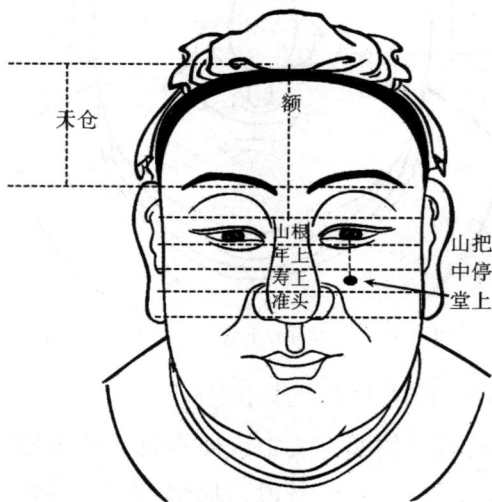

图2 中停

"伏犀贯顶"是指从印堂开始至中正、司空、天庭、天中都是突出来的；亦称"伏犀骨"。这些穴位突出来的人，容易激发特异功能，这是因为激发特异功能必须接通任督两脉。而作为正常人的奇经八脉说它不通是可想象的，不通则应出现病，故打通督任两脉是气功术语，是指通小周天，那就是另一层意思了。这个"通"不是我们讲的经络疏通的通，只是"六通"的"道"，是道家练功的"通"，是气功的特殊状态的"通"。而"六通"的前三通：天眼通、天耳通、他心通。目前，科学界比较承认要达到这三通必须通督任二脉。要让此二脉能与宇宙的各种信息发生联系，而一般人的督任二脉只能与宇宙的部份信息发生联系，才能使身体适应气候的变化而不产生疾病并赖以生存，而道家练功的"通"就是与宇宙的全信息联系，不但调节身体与气候变化相适应而生存，而且要达到"六通"状态，而大脑发不发达、督任两脉易不易通，外形上可通过：印堂、中正、司空、天庭、天中突不突进行判断，因为这是督脉经过的地方。

《内经》曰："上工守神，下工守形"。不处于同一种状态，我看见的，别人看不见。作为医者就应具备"神""形"具守的能力。手部望诊也好，面部望诊也好，除看他的分布形态外，还要据非逻辑判断，就必须要练习。

整个鼻梁——山根、年上、寿上、准头（鼻尖）叫做中停。这是一个很有价值的诊断部位。

7. 年上：有些资料上说：一个人有无儿女，主要看眼下眶。即：从鼻梁的年上位置横线指向的眼下眶处，也叫卧蚕。左侧为三阳即：长男、中男、少男；右侧为三阴即：长女、中女、少女。这部位诊断价值很高。当妻子怀孕了，看她的左右卧蚕，看那边发亮，若左边卧蚕发亮肯定是生男孩，反之就生女孩。

第
一
讲

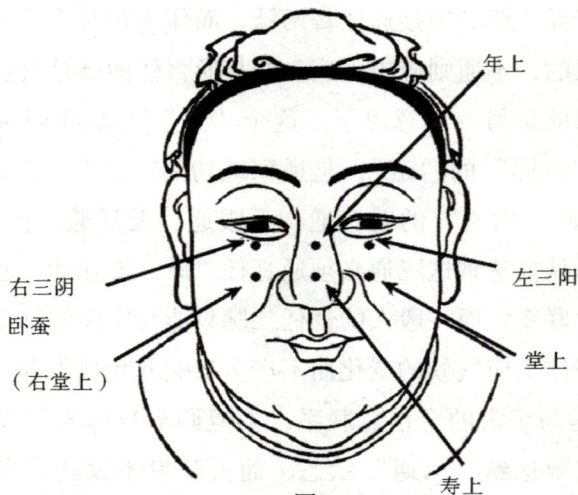

图3
生男生女看左右卧蚕

如：我妻子怀孕时，我天天看她的左右卧蚕，连睡觉时也偷偷看，看着看着我发觉她的左侧部位（长男）越来越红润，所以，在我妻子怀孕不久，我就胆敢在给学生讲望诊的时候说："我妻子怀的肯定是男孩"。为此，曾昭明老师都帮我捏了一把汗。他对我说："我看，这次你的招牌打烂了"。可我，碰巧就生了一个男孩，因我妻子这个卧蚕部位出现火柴头大小的两个红点，三天后消失。这跟上记载的一样，这部位出现有红点，几天后又消失，肯定是生男孩的。而在三男的位置（左侧卧蚕）出现痣，且其痣又靠近下眼脸，就算生多少胎，也没有男孩，若痣在右侧卧蚕处，连女孩子也没有。

8. 寿上：一个老师对做学问的功夫与学识分不开是很可悲的。刘力红的一位导师郑孝昌教授有一句话："有功夫是能背，能背前人讲过的东西，也就是没有自己的心得体会"。郑也是不写书的。他说："不少人写东西，人没死，他的东西就没有人看了，几千年后还有人看的，才是东西"。我认为看人真懂东西没有，主要是看学识。杨振宁说："83年美国几个最优秀的年轻人来找我，想读我的研究生，其中15岁的一年轻人对书本知识很通，但对这些问题怎样看的，无可回答。象这种人我是拒绝他的，虽然年轻，但我可预测，他没有造就"。

我认为：对生命现象，是不能用物理现象来解释的，起码是非全物理现象。故提出一个问题比能够回答一个问题更有价值。

9. 准头（鼻尖）：50 岁的病人望诊时要注意准头了。今年初，我去王景宜老师家拜年，他准头上是红的，因鼻属中土，是脾所主，脾生金，肺属金；中医又把"肺开窍于鼻"。从面部的五行分属，鼻不是指肺是指土，脾属土，土主思，思虑过渡化火，处在思虑过渡的状态。

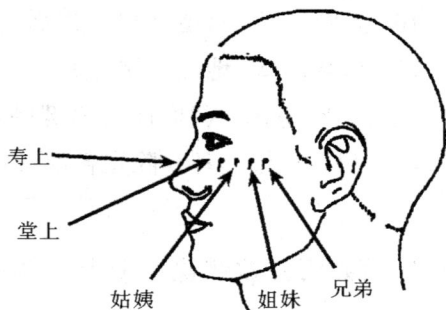

图4
看兄弟姐妹关系

若诊断疾病：准头红，应肝，是肝有火。这关键在于中医的脾是西医的肝，这个可从脾为后天之本，肝是贮存营养解毒的脏器来理解。又据：黄疸是脾热引起来理解，因为黄疸性肝炎用的是：大茵陈蒿汤（即以清热解毒为主）而王景宜的肝会起什么变化，大概都是有些不妙的。

在面部望诊里：左鼻翼称为兰台，右鼻翼称为延尉，而其长得好不好只要看厚薄。鼻孔称为灶上，看其藏、露定好坏。鼻孔下的位置称典御；见鼻孔的命不好，鼻翼薄也不贵。以上的部位对诊断肺的病是有价值的。如有人找你治疗咳嗽，如你见他的鼻翼够大够厚，包起鼻窍不露，这种咳嗽易治，反之则难治。如：刘力红的鼻翼较小、较薄、灶上较外露，所以他的咳嗽是难治的。因肺虚的人，兰台、廷尉小薄、灶上外露。

山根、年上、寿上、准头属中停。中医都强调与寿命有关。《灵枢经》有记载：高傲的人：鼻梁高、鼻子大（皆因肺开窍于鼻）。如：爱因斯坦—驴子性格，大鼻子。是决定论者，反对统计论，相信决定论的人肯定会相信命运。反过来相信命运的人也肯定相信决定论。而爱因斯坦是决定论者，这是世界公认的。那么，还有：准头、兰台、廷尉厚主有财，薄的比较穷，是因鼻子位中央，属土脾，而肺开窍于鼻，肺属金，土生金之故。

法令——指的是鼻唇沟。如：有两道法令的人当法官就对头了，因一般人都是一道的。其"腾蛇入口"是指法令入口。从现在西医的角度来看：腾蛇入口这种长相的人易患：食道癌、胃癌。

10. 人中；11. 水星（口）以后再谈。

12. 承浆；13. 地阁（下巴）。

通过中医望诊，我们懂得面部的各部位名称，还须分别看：前额、眼、鼻、口、人中、耳；除定各部形格外，还须观各部的气色。

＊建议：

1. 背熟两首歌赋诀：①十三部总图歌；②流年部位歌，其它可不背。

2. 先，留意观察身边人，并主动申请帮其望诊，然后去验证，久而久之就熟能生巧了。

望面部痣

现摘录《流年运气部位歌诀》后段总括部分：

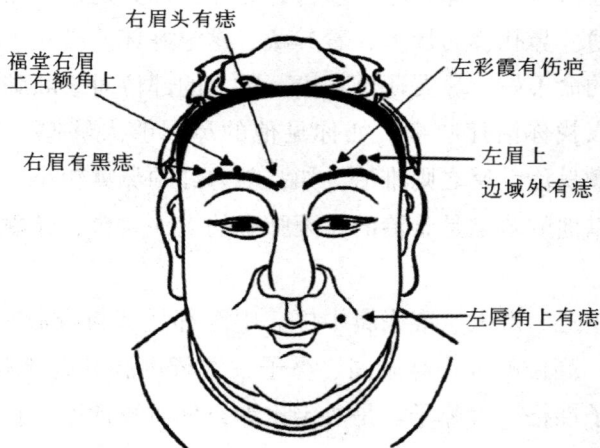

右眉头有痣

福堂右眉
上右额角上

左彩霞有伤疤

右眉有黑痣

左眉上
边域外有痣

左唇角上有痣

图5
纹痣缺陷祸非轻

纹痣缺陷祸非轻，限运伴冲明暗辨；

更逢破败属幽明，又遇气色相刑克；

骨肉破败自伶仃。尚若运逢部位好，

顺时气色见光晶，五岳四渎相朝抱，

扶摇万里任飞腾。谁识神仙真妙诀，

相逢谈笑世人惊。

＊释：五岳——额（衡山南岳）；颏——下巴（北岳）；鼻子（嵩山中岳）；右颧（华山西岳）；左颧（泰山东岳）。

四渎——耳为江，目为河，口为淮，鼻为济。

三停——上停（山根之上印堂至发际天中处）；中停（从山根至准头）；下停（准头之下人中至下巴）。

在望诊中有"面无善痣"的说法；也就是说脸上没有好的痣，哪怕是某本书指痣长在那里为好。但，以我的体验，脸上有痣，不管从那个角度来看都是不好的，虽说其中有反映疾病的痣，但在对于身体状态来说都是不好的，所以痣在脸上的出现，就是影响你身体健康。

又如：我这颗痣（位于左嘴唇上唇左角），又怎么样？反映了这部位的经络血气不通，或者壅阻，我这个部位的痣会影响我下丹田，这几年，我练功后改善很多。

面部十二宫与中医脏腑的关系

一、命宫（印堂）——心

成局：光明如镜，山根平薄，土星耸直，眼若分明。

败局：凹沉、两眉相交、乱理、额窄。

命宫也叫印堂、明堂、学堂，主管一个人的命运，包括官运、学业、财产……。对应脏腑是中医的心，而中医的心是君主之官，"心主神灵"。故：悟性与记性好否可以通过命宫诊断（悟性——指一个人的理解能力，能充分理解及创造新的科学知识；记性——接受前人的知识）。如此人心的神气充足，二者都好。

俗语说："眉头一皱，计上心来"是有理论依据的，因命宫位于两

第一讲

眉间、山根之上，当我们需要思考问题时，往往把神气凝集于命宫；练功叫玄宫的也主要是在命宫，命宫与财富、学业、官运、生死有关，所以中医也把它叫印堂，讲心气所出，还讲明此部位在人体的重要性，正如《灵枢经》曰：脉出气口，色见于明堂，五色更出，以应五时，各如其常，经气入藏，必当治里。

望诊主要把某个部位分成局与败局。如：命宫——光明如镜为成局（主悟性、记性好）。山根——平满（指与命宫相平）为成局（主财路通顺、主有财，因山根亦分属于财帛宫）。土星——耸直（指鼻子挺直）为成局（主财）（如图6）。

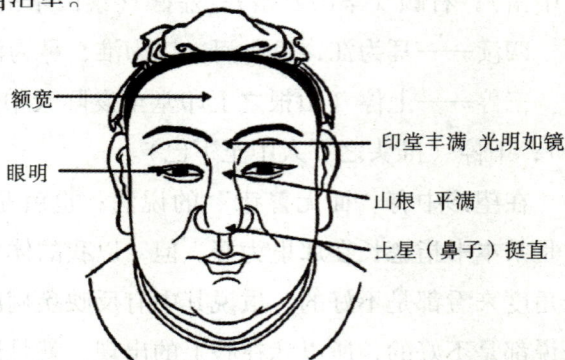

额宽
眼明
印堂丰满 光明如镜
山根 平满
土星（鼻子）挺直

图6 成局

命宫——凹沉（指命宫凹陷而不明亮）为败局。两眼眉近则命宫窄（命宫宜宽不宜窄）故为败局。乱理（指命宫纹路很乱，而命宫的纹理宜纵不宜横），故亦为败局。额窄——指额头窄，亦为败局。

一个人面部能具备一、二样成局的话都是好的。

二、财帛宫（胃）

成局：截筒悬胆——主财富丰，耸直丰隆——主富贵。中正不偏——主财富。

释：截筒——平视不露出鼻孔。悬胆——指准头像悬起的猪胆，形圆饱满，而有些下坠。

耸直——高而笔直，中正不偏——摆的位置正中。

败局：鹰嘴尖锋、孔仰、厨灶空皆主贫寒之格。

释：鹰嘴——准头尖钩、尖锋（准头肉少而尖）（如图7）。

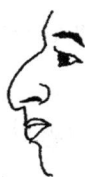 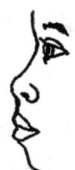 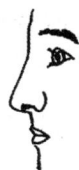 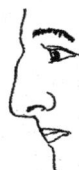

图7
准头肉少而尖

图8
鼻孔仰露

图9
廷尉肉薄

图10
鼻梁象驼峰

孔仰——鼻孔仰露（如图8）。厨灶空——鼻孔大、兰台、廷尉肉薄（图9）。

*注意：以上孔仰指为贫寒之格是针对肾藏而言。

财帛宫对应于中医的胃，由于胃主受纳腐熟水谷，所以拿鼻的外形诊断一个人的财运通与否；正气与否及对事对人的判断力，决择方面的果断力是很有价值的，如果，一个人的鼻子有些歪，这个人就比较优柔寡断。如：白惠的鼻子稍歪向右，所以他的个性就比较优柔寡断。又如：侧面看见一个人的鼻梁象驼峰（如图10），这个人疑心重且诡计多端。鼻孔大的人往往在花钱上很大方，鼻孔小则会精打细算很节约。如：我家姨婆就是鼻孔大的相，曾有两人到我家跟姨婆开玩笑，说她花钱很行。请你们明天上班看看身边的人的鼻孔大小跟花钱的关系。

三、兄弟宫（命门）

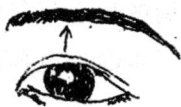 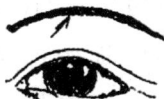

图11
眉长过目

图12
形如新月

图13
短粗

释：兄弟宫——位属两眉，又称罗计（罗计——左眼眉叫罗候，右眼眉叫计都，而罗候、计都是天上星宿的名词）。

成局：眉长过目——主兄弟多（如图11）。眉秀而疏——主独子。形如新月——超群（如图12）。

败局：短粗——主兄弟不和（如图13）。环眉塞眼——主兄弟少。

第一讲

· 47 ·

两样眉毛——主异母。交连黄薄——主葬它乡。旋结回毛——主蛇鼠（即偷鸡摸狗型）。

兄弟宫对应于人的脏腑是命门，而命门，前人有二种观点：一种认为命门在两肾之间；一种认为左肾为命门。而我认为：命门就是命门。它不是一个脏器，只是人体阳气的代名词。据古人十二宫与脏腑的对应关系，把命门说是人体阳气的总称，还是有一定道理的。

乾为天门，巽为地户；为何西北角的"乾"为天门呢？因阳气开始潜藏的方位的位置是在西北，配属的月份是九、十月，而九月是金的成数，十月是土的成数，而每年到了农历九月份植物的果实成熟了，都有一个坚硬的外壳。且土生养五谷，每年的农历十月完成生养五谷任务并进入冬天潜藏的节令。东南角的"巽"之所以为地户，是因为：东南位置配属三、四月，而三月是木的生数，四月是金的生数，故正值万物迅速生长，植物种子冲破坚硬的外壳及土壤，从地上迅速冒出来之期，故又称地户为万物生长之处。又由于：乾为父、地为母，所以一个人的兄弟多不多主要是看父母合的阳气足不足。下面我们一起讨论两个问题，以加强大家对命宫的认识。

1. 与生育有关的人体的阳气在哪？

左肾阴、右命门这都与生殖基本无关的。故我不愿走前人的路，不讲左肾、右命门或命门在两肾之间的说法。而人眉的长态与父母的命门之气有关，按遗传学，父母生命力强，他们的儿子生命力也强；故有些书上说："女子眉又黑又粗主克夫"。这当然不一定是指要丈夫的命，但眉又黑又粗，说明此女子命门之气足，性欲强，若其丈夫命门之气不足，同房会使其肾亏，就形成克夫的结局，所以，以前娶妻一般是不要粗眉大眼的。

2. 为何有些中医在诊断病人是否有结石时，往往认为眼眉黑的人容易有肾结石？

《灵枢经》曰："足太阳之上，血气盛则美眉，眉有毫毛，血多气少，则恶眉……。手少阳之上，血气盛则眉美以长"。由此可见《灵枢经》是通过观察眼眉的长态来诊断人的足太阳、手少阳的气血盛衰的，即：美眉成局为血气盛之象；恶眉为败局为血气衰之象。而眼眉过黑为气有余，而气有余必是火太过（即热化）。火损伤阳明而造成肾结石的病证。何子文何老就是据此诊断肾结石的而我认为：眼眉过淡的人也会患肾结石的。因气太过与不及都会损伤阳明，即：太阳、少阳气不及则寒化，而寒化亦会损伤阳明。望大家在临床上体验、体验。

眉秀而疏——清淡有神采（独子）。形如新月——眉长弯而秀有光彩（永远超群）。如：胡存慧的眉形就是眉如新月，她是二中的高材生，也是她家里兄弟姐妹中智力最好的。眉长过目——眉长过眼眶（兄弟多）。如：李建军，兄弟四个；高先，兄弟五个；他们都是眉长过目。眉粗而短——兄弟争吵。为何眉粗短，兄弟争吵呢？因为相火源于命门，寄藏于肝胆，眉粗象相火旺，也就是肝火旺，又碰到一个"短"，说明处理问题没有长远的考虑，故与眉粗短的人交往要注意他容易发火而不易开导。

四、田宅宫（脾）

注意：田宅有指两眼，有指两上眼睑。我认为二者都属田宅宫。

成局：眼如点漆——产业荣昌。凤眼高眉——财权多。眉清目秀——聪明、能读书。

败局：赤脉侵睛——破财。阴阳干枯——破尽家财。

中医把眼按五轮分配：肺管气轮（眼白），肝管风轮（黑子），肾主水轮（瞳仁），脾主皮轮（眼睑），心管两眼角（火轮）。故：往往患严重肺结核的病人，眼白如枯骨。即：气轮枯萎。而肝火，心火过盛者易出现赤脉侵睛之相，眼如点漆——指风轮与水轮有光彩。凤眼——指皮轮，即眼眶尾较长。老鼠眼——指眼小而较圆形。四方眼——指眼大较方形。三角眼——眼形三角。

五、男女宫（命门）

男女宫位于下眼脸及泪堂，此部位主要是看儿女多不多，孝不孝顺。

成局：三阴三阳如卧蚕（主子孙成群、且孝顺而成材）。

败局：泪堂深陷——无子女。

三阳——在左主长男、中男、少男的部位。三阴——在右主长女、中女、少女的部位；卧蚕——指的是男女宫（三阴、三阳）黄白而光莹象卧蚕要吐丝时一样，明净而黄白光莹。而泪堂这个位置深陷或有痣、有粗纹、疤痕，指的是儿子、孙子比爸爸、爷爷早死、或无儿女。

六、奴仆宫（三焦）

奴仆宫指整个下巴的部位。

成局：颏圆丰满，口如四字，辅弼星朝（指辅角成就明亮有棱角）。下属得力皆为以上三种相。败局：地阁尖斜——受恩遇反成怨仇。纹成败局——如法令这两条纹呈开八，或入口，则成败局。墙壁低倾——指鼻梁至准头

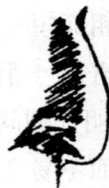

图14
鼻梁至准头处呈渐低倾之状

处呈渐低倾之状（如图11）主恩成仇隙。鼻子是财帛宫，财帛宫长得好否对其奴仆宫的成败有很大影响的，故国外的总统鼻子一般都长得好，因没有一定的资产及得力的是不能竞选总统的。

七、妻妾宫（肺）

妻妾宫——指两面太阳穴。

成局：光润无纹、丰隆平满、颧星侵天。

败局：深陷、色黑、有痣。

例：王景宜在四个月前，一老头子曾帮他看相，说他：一、是搞科学的，不是做生意的（这主要看命宫）。二、说他妻子有病（这指的是鼻子的右侧有一黑点，及两妻妾宫是暗黑的）。能否白头到老就难说了。而事实上，王的妻子因患甲亢影响了心脏功能。

案例八、疾厄宫（膀胱）

疾厄宫位于山根，即中停的上四分之一处。

成局：丰隆而满，连接伏犀，荣然光彩——指润泽明亮；年寿高平——主和鸣相守（指夫妻和睦相处，白头到老）。

败局：纹痕低陷，枯骨尖斜——鼻骨尖斜且色干枯，气如烟雾。

用山根诊断疾病是有一定依据的。临床上看见不少肝病患者，山根都是偏于低陷的。如山根色偏暗，肝脏易受损，易患肝病。女同志在山根处有横纹的话应注意子宫病变。若山根处气如烟雾，应考虑肺癌。

九、迁移宫（小肠）

迁移宫，位属两眉上角（额角）名天仓。

成局：隆满丰昌成华彩，鱼尾位平，腾腾驿马。

即指：天仓（额角）鼓突，丰满有光彩，额角太阳穴及鱼尾（眼角旁边）丰隆平满，驿马的位置有光彩。

败局：额角低陷，眉连交接，天地倾斜——指正额与下巴的中间点不在一条轴线上。

注意：中医的小肠包括西医的：①实实在在的小肠；②实实在在的肾脏；③实实在在的肝脏。

十、官禄宫（肝）

官禄宫——位于中正（印堂之上司空之下）可诊断官位的大小，工资的多少等等。中医的肝脏，往往包括西医的胆，胆囊炎诊断的位置就是在官禄宫上，又据肝属风，通于雷气，故中医的肝还包括西医的传导组织（即：包括神经系统，精神方面等）；而肝主谋虑，肝主决断，所以精神分裂症患者，官禄位置都出现一圈很红的气，虽还达不到精神分裂的地步，但官禄位红，这个人肯定有失眠，眩晕的症状，或可能其家族有精神病患者。

第一讲

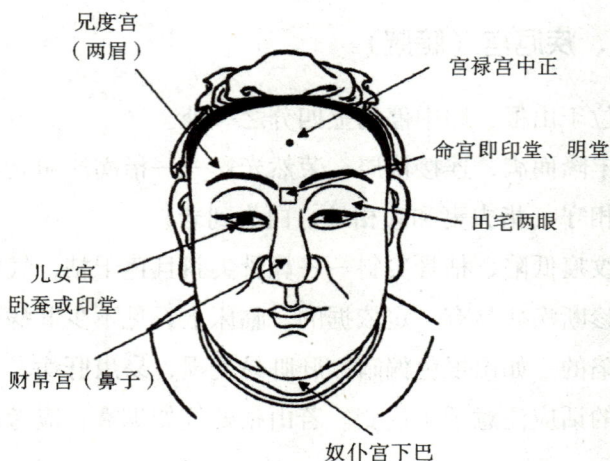

兄度宫
（两眉）

宫禄宫中正

命宫即印堂、明堂

田宅两眼

儿女宫
卧蚕或印堂

财帛宫（鼻子）

奴仆宫下巴

图15
宫禄宫

十一、福德宫（胆）

福德宫——位于脸颊（络腮胡处）；可诊断中医的胆，西医的真正肝病。

例：1976 年原广西中医学院的外科老师吴国刚（现在南溪山医院）找我看病，其于 73 年患了肝炎且病状很重，吃很多名医的药都不见效；我望诊后说："你吃了大量的当归、柴胡、黄芪"。他点头答："每个医生开的方大都有这三味"。由于他的整个福禄宫都是红的，这是中医胆的分布，是实实在在西医的肝。从中医来说是动了少阳相火，而此三味药最劫肝阴，动肝阳。再给其开方：当归四逆汤（回肝阳）＋连召 15g、秦艽 15. 山萸肉 15g、玉竹 45g、甘草 10g、生地 60g、白芥子 10g、银花 9g、山枝子 15g、杞子 15g。

以上：白芥子是温性药，因用了很多阳药，用之，以求阳中求阴之效，其服了 28 付药，症状有较大转机，吃了 2 个多月，各项指标都趋于正常。

十二、相貌

释：相貌——即对人的面部作一个整体评估，定其疾病及转归。

例：南宁火车站客运室副主任黄植如的家公，那年初三，黄请我到她家吃饭，因为我正给她孩子治病。我这个人喜欢玩，到她家吃饭时，看了她家公一眼，我就不出声，吃完饭后，黄说：给他把脉看他身体如何。我说："好啊"。望诊看出，有危险状况，于是我再号他的脉，我一压下去就慌了，这脉是"亢龙有悔"，象火山爆发一样，阳气往外奔。"亢龙有悔"是乾卦的象，虽然南方在春节时，阳气还末动，要到二月才动，但、他整个脸部已出现"亢龙有悔"，颜色出现赤红，脉又有火山爆发的状态，属相火太过，而人的气数有定的，你想延长人的寿命的话，就应该把人的气门开小点，因人的一辈子的"气"如同一罐煤气一样，开关开得小，只一点点地烧就可以长了，这只是针对相火而言，故，现在的体育活动很多不是益寿延年之术。号完脉，我就笑笑对他说："陈大哥，你去打牌吧，我喝得有点醉了，需要休息一会"。他儿子、媳妇都明白了，把他支走后就问我，我说："你爸活不到一年了"。他俩问："是真的吗"？我说："是真的"。后来过了十个月以后，我还问了几个人："陈现在怎么样"。皆答："还很好，昨天还在打牌"。我说："他顶多再打个把月了"。到十一月中旬，诊断结果：急性肝萎缩，十五天内死在广西医学院。而在我给他看病时，他说他身体如何如何棒，只是想孩子接替他上班才退休的。

另一个例是我们广西中医学院黄广元教授的堂姐夫，他找我看病，我预测了他死亡时间；一开始，他就跟我说："你有什么话就直说，我什么都不怕，我是共产党员，最不信神，不信鬼"。我回答："那么我就直说了，你活不到十一月"。最后果如我所言。

望寿元

现在，我探讨一下：看寿元。

一、耳孔——即风门、耳门大的好，若能放进小指的为好。（凡耳门长出长毛及眼眉长出长眉都应长寿之相）。如：南宁市粮食局第三仓苏医生的家婆的妈，当时我去采访她时，已经是 104 岁，为什么我去采访她呢？人家说长命之人：①要两耳长。②人中长。故我专门看她的耳、人中，结果她的耳朵比一般人还短小，人中跟一般人一样，但她的耳门大，肾开窍于耳，说明她肾元（即寿元）足，故长寿。

二、在大椎有两道环纹也是寿元好。如：去年我去北海到房产局副局长刘有全家，看见他爸爸脖子上有这特征，经了解，他已 89 岁了，无病，照样做家务，又如：住我家的五保户晚婆，今年 92 岁了，身体健康，能做家务，她的特点：人中不长，耳不长大，耳门也小，但位于大椎有两道很明显的环纹。

从以上案例可见，同一样局的人，不一定同一种相格。即：长寿之局的人不一定出现同一模一样的相格特征；望诊还要按其生长方位来定重点。如：东西方看两颧；中原看鼻梁；南方看额头；北方看下巴。而《灵枢经》注重看命门。故，中医的特点是在没有提供任何前题下做出判断，而不是象日本人那样按提供什么来进行思考、判断。

望诊与十二月气色分布

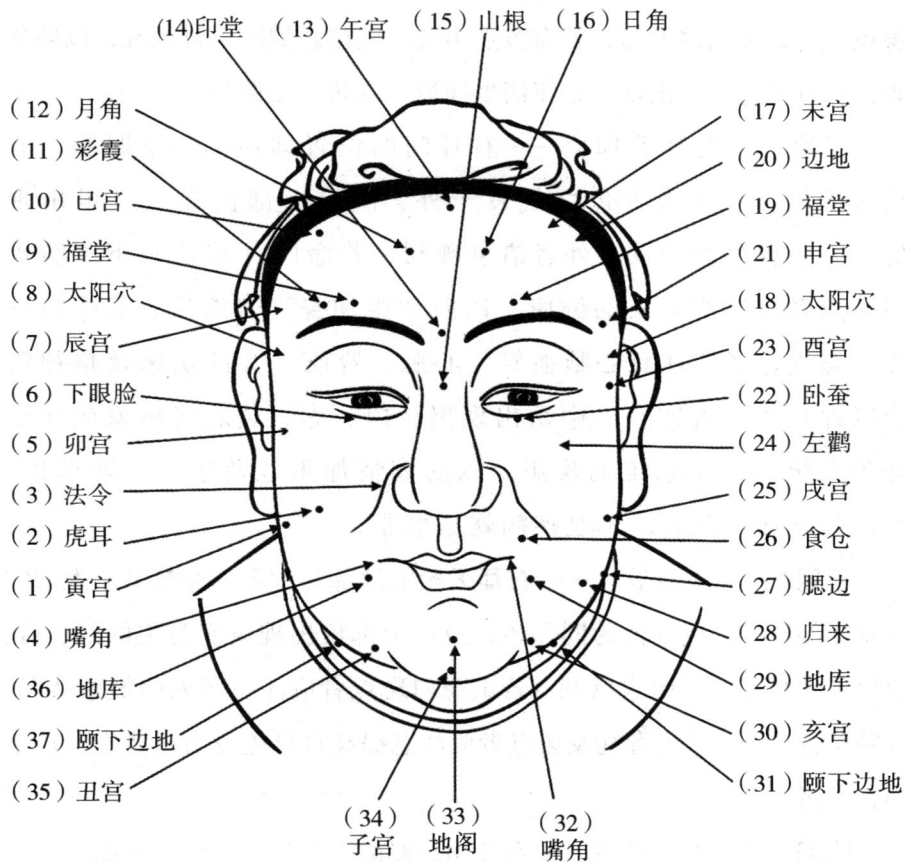

(14)印堂　（13）午宫　（15）山根　（16）日角

（12）月角
（11）彩霞
（10）已宫
（9）福堂
（8）太阳穴
（7）辰宫
（6）下眼脸
（5）卯宫
（3）法令
（2）虎耳
（1）寅宫
（4）嘴角
（36）地库
（37）颐下边地
（35）丑宫

（17）未宫
（20）边地
（19）福堂
（21）申宫
（18）太阳穴
（23）酉宫
（22）卧蚕
（24）左颧
（25）戌宫
（26）食仓
（27）腮边
（28）归来
（29）地库
（30）亥宫
（31）颐下边地

（34）　（33）　（32）
子宫　地阁　嘴角

十二月气色分布预测图

图16

望诊与十二月气色分布

一月：主要观看寅宫——位于右耳珠下与络腮交接处。

虎耳、法令、右嘴角等部位，正月的正色为青带白的光润，故在正月以上的部位出现有青带白光润的斑点者诸事顺利，若见赤点或赤斑者，应注意消化系统的疾患及病变并注意家居及工作环境安全以防火灾避免烧伤或烫伤之厄运，若有黄点出现，应注意健脾补肾调理，以防失聪，若有黑色斑点出现，是年诸事谨慎，以防病魔缠身。

二月：主要观看卯宫——右耳门的位置即命门、下眼睑，五岳等部位。二月为青色之气发于外，故以上部位在二月里出现红、紫、青色面片发于外者诸事顺利，若命门（东岳）下眼睑现白斑点者应注意亲人的健康，以防孝服加身。若南岳、北岳出现赤、黑气色者应注意心脑血管、心脏、肾脏、头部疾患及精神疾患以保延年。若印宫、中岳出现黑、白、赤、黄之气色就应注意呼吸系统、消化系统的疾患，以防病情加重危及生命，若东岳、西岳出现赤、黄者，不是疾病就是事非。

三月：主要观看辰宫——右耳天轮上顶部与太阳穴交接处。太阳穴福堂等部位；三月气色为同印色，故以上部位出现黄润为主的红、黄、紫色者易升官发财诸事顺利，若出现白斑点者应注意亲人的健康状况，以防孝服加身。若现青气及斑点者应注意提高自身免疫力以防患上传染病，及诸事谨慎。

四月：主要观看巳宫——右额角、彩霞、虎耳、月角、三阴——右眼睑等部位；红、紫光明为四月正气色，故以上部位有红、紫光明之气者诸事顺利，暗滞色者为脾虚肾亏造成的病灾，色黑者不是病死就是死于意外，色青者有牢狱之灾险，色黄者应注意健脾、补肾调理，以防失聪之患，色白者应注意亲人的健康状况及提示他们注意人身安全事项。

五月：主要观看午宫——正额顶处、印堂、彩霞、日角、山根等部们；赤、紫、红气色者办事成功率高（包括仕途、学业、生意、置业等）；若出现黑色者不是患病就是易出意外。

六月：主要观看末宫——左额角、太阳穴、福堂等部位；紫黄色为六月吉色，故以上部位若出现青暗色者诸事阻滞或疾病缠身，出现白色者应处事谨慎，以防事非；出行注意安全，以免无妄之灾及注意亲人的健康状况并提示他们注意人身安全事项。

七月：主要观看申宫——左耳天轮上顶部与太阳穴交接处、日角、卧蚕、边地、命门（耳门与申宫相接）等部位；七月正色为黄、白、紫，故在七月里以上部位出现黄、紫、白明润气色者，心想事成，或会出现意想不到的喜事及财运；若出现黑暗青赤气色者，诸事不利甚者丢官、失业，疾病缠身。

八月：主要观看酉宫——左命门处、左颧、等部位，嫩黄、紫深之气为八月正色之气，故在八月里以上部位出现嫩黄、紫深之气色者，则办事无往不胜，而在八月里不管面部那一个部位出现红赤气色者，都应提防口舌以免官非；出现暗滞气色者则应提防病痛折磨。

九月：主要观戌宫——位于左耳珠下与络腮交接处、食仓、腮边、归来、地库、等部位；九月气色红宜在内黄宜在外，故在九月里，整个面部不管是那一个部位出现红在内黄在外者，平安顺利；红在外黄在内者，则诸事不顺甚者惹事非，或病痛缠身，若以上部位出现青黑者应注意消化系统、泌尿系统、生殖系统疾患，以防癌变。

十月：主要观看亥宫——左腮骨与下巴交接处、颐下边地、嘴角、地库、地阁等部位；十月气色为白，即光华一片明为正气色。若以上部位出现赤色者诸事谨慎，以防无妄之灾，出现黄色者疾病缠身或因意外而伤残，若出现一点黄光，一点红色者易患危及生命的病患。

十一月：主要观看子宫——下巴底部、地阁、左右嘴角、左右地库等部位；十一月正色为白色，由于此月一阳生，所以不忌青黑忌红黄

望诊与十二月气色分布

赤，故在十一月里以上部位出现光华一片明者诸事顺利，若出现红、黄、赤、暗斑点者不是病重就是事非缠身，如出现黑如墨如珠斑点者寿元已尽。

十二月：主要观看丑宫——右腮骨与下巴交接处、五岳、右嘴角、右地库、右右颐下边地等部位；十二月正色为青黄色，故在十二月里以上部位出现青黄润泽之色者诸事顺利，若出现白色斑点者应注意亲人健康状况及提示他们注意人身安全事项，若出现赤滞如烟者易患危及生命的疾病或危及生命的意外事故。

***注意**：以上每月观看气色分部，除主要观看部位外都应参照面部的整体气色分布再作定论。

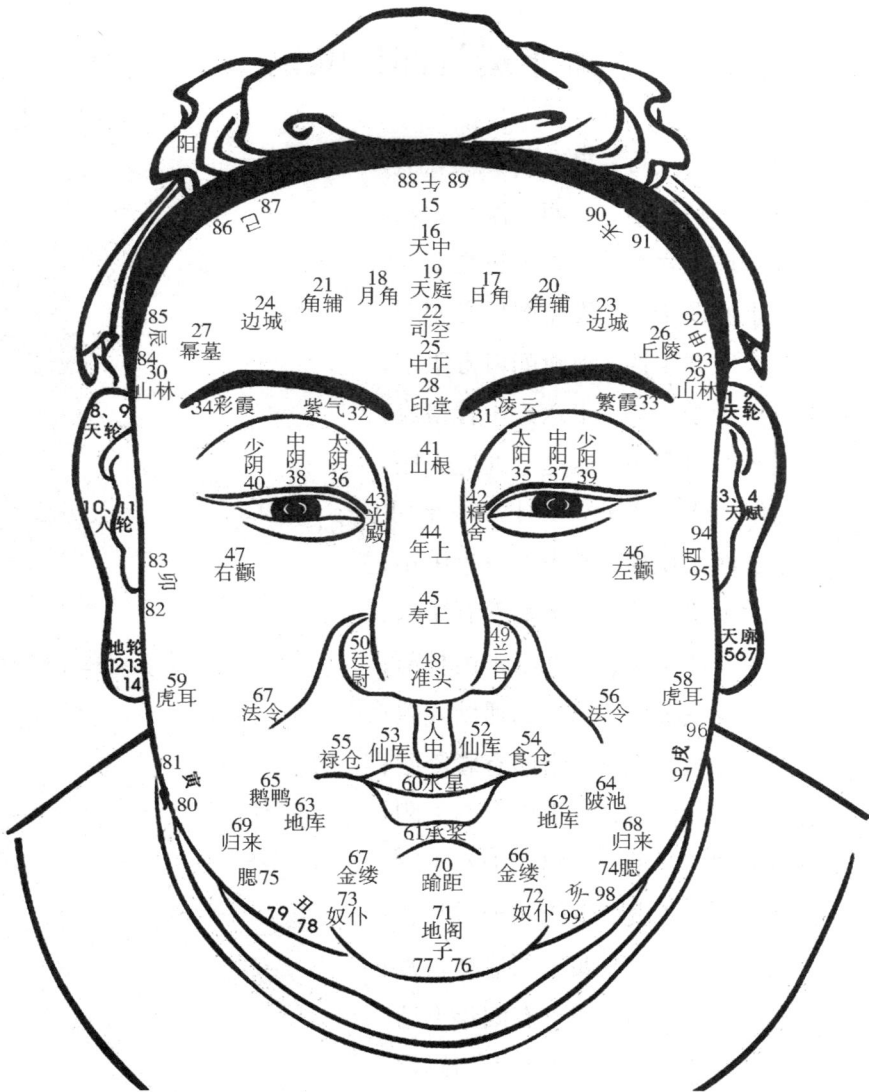

流年运气图

图 17

望诊与十二月气色分布

流年运气部位歌诀

欲说流年运气行，男左女右各分形；

天轮一二初年运，三四周流至天赋；

天廓垂珠五六七，八九天轮之上停；

人轮十岁及十一，飞轮廓反必相刑；

十二十三并十四，地轮朝口寿康宁；

十五火星居正额，十六天中骨格成；

十七十八日月角，运逢十九应天庭；

角辅解二十二十一，二十二岁至司空；

二十三四边城地，二十五岁逢中正；

二十六上主丘陵，二十七看看冢墓；

二十八遇印堂平，二九三十山林部；

三十一岁凌云柱，三十二遇紫气生；

三十三行繁霞上，三十四有彩霞明；

三十五上太阳位，三十六上会太阴；

中阳正位三十七，中阴三十八主亨；

少阳年当三十九，少阴四十看须真；

山根路远四十一，四十二造精舍宫；

四十三岁登光殿，四十有四年上堉

寿上又逢四十五，四十六七两颧宫；

准头喜居四十八，四十九入兰台中；

廷尉相逢正五十，人中五十一人惊

五十二三居仙库，五十有四食仓盈；

五五得清禄仓来；五十六七法令明；

五十八九遇虎耳，耳顺之年遇水星；

承浆正居六十一，地库六十二三逢；

六十四居陂池内；六十五处鹅鸭鸣；
六十六七穿金缕，归来六十八九和；
踟蹰之年七十正，地阁频添七十一；
七十二三多奴仆，腮骨七十四五同；
七十六七寻子位，七十八九丑牛耕；
太公之年添一岁，更归寅虎相偏灵；
八十二三卯兔宫，八十四五辰龙口；
八十六七巳蛇中，八十八九午马轻；
九十九一未羊明，九十二三猴结果；
九十四五听鸡声，九十六七犬吠月；
九十八九亥犹吞，若问人生过百岁，
顺数朝上保长生，周而复始轮于面，
纹痣缺陷祸非轻，限运并衡明暗辨，
更逢破败属幽明，又兼气色相刑克，
骨肉破败自怜仃，倘若运逢部位好，
顺时气色是光晶，五岳四渎相朝抱。

第二讲

望 手

一、望手总论

宇宙在乎手，万化生乎身；《阴符经》赞易之论。乾玄春夏秋冬有象；人道吉凶休咎可知；坤化生长收藏有期；天命穷通寿夭可知。乾坤虚冲激荡，寒热温凉交替；天地人气相感，喜怒衰乐变幻。相火居乎位，君火昭乎明；相位不同，相变则异。壮乎哉！气象万千，气唯象观；象推数。妙乎哉！象形于外，气动于中；真情因象形乎外，身手宇宙气相关。察宇宙，通晓人体一身；凭一手，明了天人情份。原夫神由玄生，味从化来，智由道增。手诊，位相，时相，相中有相。人道、天道、地道、道中有道。

（一）"宇宙在乎手，万化生乎身"。

我对这两句话的理解是：整个宇宙都可以通过手来看出，其一切变化都可以通过我们的身所感知而出来。

为什么"宇宙生乎手，万化生乎身"？皆因："乾玄春夏秋冬有象；人道吉凶休咎可知"。乾——指天体的运动。玄——指的是天体运转通过晷表在地面上投影的一条黑线。"乾玄春夏秋冬有象"就是说，由于天体的运转通过晷表在地面投影，刻画出这条黑线的长短程度是有规律的、变化的。人们就是凭这条玄的长短程度知道：长到什么程度春天来了；短到什么程度夏天来了；长到什么程度秋天来了；再长到什么程度是冬天。而且，一年四季都会出现各自不同季节的气候特性，万物生长变化特性等等的现象来反映出春夏秋冬不同的景象。

"坤化生长收藏有期"。我们这个"坤"指的是大地的生长收藏，可是它是有期限的，它不是无限期地生长下去的。

（二）"人道穷通寿夭，吉凶休咎可知"。

人，有天道、地道、人道之分，有关人的聪明、迟钝、善良、凶恶、贫穷、通达、寿命、吉祥、灾祸、美好的……等等，都可以通过手来看出来，这原因是什么？就是由于"乾坤虚冲激荡"。我们这个天地是不断地产生实的象，也不断产生

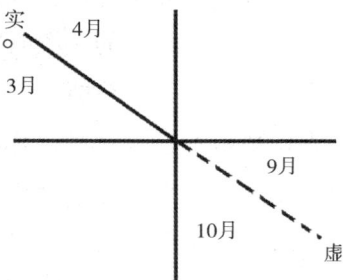

图 18

虚的象。如：现在是老历三月，所表现的实象是三月的景象，即：三月的气象及植物或农作物及一切的物象，那么，它的"虚"在哪里呢？就在3～4月所对应的9～10月（如图18）。

由于9～10月的气象、物象我们在3～4月是看不到的，这就是虚实互相相冲之意。由于"乾坤的虚冲激荡"才有寒热温凉交替。也就是说，由于春夏秋冬互相交替，才有寒热温凉变化。

（三）"天地人气相感，喜怒哀乐变幻"。

我们的寒热温凉是相互激荡的结果，相互运动的结果。那么，人的喜怒哀乐是怎样来的呢？人是宇宙间气的一部份，喜怒哀乐是气的某一种运动形式，那么，我们人体作为气的喜怒哀乐的运动状态是由什么决定的呢？主要是由乾坤这种天地的气感应在人的身上而造成的。打个比方：春天来了，百花盛开，阳气上长，我们就感觉到心情愉快舒畅。若整天下雨绵绵，连续十几、二十天了，每个人的心情都容易闷闷不乐，

这就象征我们的情绪变化完全受到乾坤运动变化的影响。

（四）"相火居乎位，君火昭乎明"。

这句话是出于《黄帝内经》。那么，为什么说："相火居乎位，君火昭乎明"。现在我先给大家讲：什么叫相火，什么叫君火。

万物生长是需要能量的。南方之所以有南方的农作物，是由于南方的温热程度跟北方不一样，北方有的农作物在南方没有，主要是北方积聚的能量跟南方不一样，在南方，地里面一年十二个月都可以种庄稼，而北方，只有短短的一段时间才能种庄稼，这是为什么呢？因为南方热能大、气温高。这热能、气温就叫做相火，北方的热能少，气温低。它的农作物耕种期限就短，你看，大家吃的肉桂，不可能是在北方长的，肉桂是温热之物，它只能长在我们南方。那么雪梨在我们广西就无法种了，雪梨是寒凉之物，即使在广西硬是种出来的雪梨肯定都是不好吃的。这就说明不同的植物都需要相应的能量。

那么，君火是什么呢？君火就是日、月、星的光明度。太阳、月亮、星星所发出之火光叫君火，君火有什么用呢？君火是可以给我们照明的。

如：初一，初一月亮的火就少，我们无法看到月亮。故初一晚上，大地就暗得很厉害。十五，十五月亮火最大，晚上我们能看到圆圆的月亮，哪怕是深夜，我们还可以看见大地的景象。而太阳，太阳从东方升起了，大地明亮了，从西方下去了，大地就黑暗了。所以，由天体产生照明的这些东西就叫君火。由天体产生生长万物的这种热能就叫相火。明白了这一点以后，我们就理解"相火居乎位，君火昭乎明"。值得注意的是：这"位"是东南西北中的这个位置的"位"，它们的热能是不一样的，故"相火居乎位"即指不同的地理位置，相火是不一样的。

相火、君火的概念，《黄帝内经》的作者就把它引伸到人体里面来。故我们人体里有君火，也有相火，我们眼睛要有君火才能看见东西；我们大脑要有君火才能思考问题；我们耳朵要有君火才能听到声音；感观的都必须有君火，君火是由"心"来统领的。"心主神也"或者说"心主神灵"，就是这个意思了。那么，我们人体的相火，比如：我们走路就要相火，我们吃饭下去再把吃的东西消化，胃就需要有热能，胃阳充足才能消化东西，蚀腐水谷，这都需要相火；我们要传宗接代，女同志要有月经有排卵也需要相火；男同志也要有相火才能把精液射出来。所以，相火是使我们运动、生殖、消化水谷的一种热能。相火在哪里呢？相火源于命门，寄于肝胆。至于"命门"，历代医家有两种不同的说法：一种"左侧为肾，右侧为命门"。一种是："命门是在两肾之间"。至于这两种说法对与错，问题都不大，重要的是，懂得相火有什么用，"寄存于肝胆"也就是说，不管命门在哪里，反正命门产生的相火都寄存在肝胆上。

如果一个人，他的君火不够，想节省来用或者想提高脑力，提高思维能力，那么，当然就要修炼君火，而修炼君火首选就是练静功了。如果当一个人感到体力不足，腰酸，或男同志患阳痿症，女同志患不孕症，我们懂得相火是主宰人的生殖、消化、运动的，就要练动功来修炼相火，让它发出来。所以，练动功，练静功是根据你的需要而练的。你认为你的相火不够旺，你就不要练静功了，你如果认为你的君火不够，你就应该要练静功。四门神功也有动静之分，问题是为什么张三一练，他就动起来了，而李四都动不起来呢？因为每个人的相火阀门开大开小跟他的出生年、月、日有密切的关系，如果你的八字是使相火阀门开小的，你想练动功，你就很难动得起来，你的八字是使相火阀门开大的，就算你坐，你也坐不定，而动与不动每个人都有一定的自定力，它是通过神经系统调节的，是由中医的"心"来统领的。

（五）"壮乎哉，气象万千，气唯象观"。

天、地、人的景象是壮观的，这种壮丽的景象是各有各的姿态。那么，我们怎知一个人气的盛弱呢？你看他：眼睛大大的，亮亮的，脸色红润，很有精神的，就会知道这个人气很盛。因为他有一个象给你看到，他的样子就是气盛。如果这个人气很虚弱，脸皮沉下来，脸色青青的，动作很缓慢，他也有这个象——气很虚的样子。至于一年四季的象，如果我们有经验的话，往公园一走，就感觉到是春气来了，还是夏气来了…………。那怕把你关在一间房子里，不让你知道年、月、日，突然间放你出来到公园一看，你就会知道这时正处在春夏秋冬的那一个季节了。因为春夏秋冬这四季在大地的景象已经在你的大脑里，在你的经验感知里。所以，通过大地的景象你就知道春夏秋冬，而春夏秋冬的景象不一样是由于所含的阴阳两气不一样。如：夏天得天地之阳气；冬天缺少天地之阳气，所以夏天的景象就跟冬天的景象不一样了，那么，气的多少，我们通过看象就知道了。正如钱学森同志提出"唯象气功"与"唯象中医"，根据象可以推断气的盛衰运动，因为，目前很难有一种仪器测到我们的气是什么？还没有一种统计方法，一种运算公式算我们的气，这个标准确实难定了。但人体不外是由阴阳两气组成，人之所以有各种情感和各种个性，是由于阴阳两气的比例问题，也就是说，由于人的阴阳两气有不同的比例，人的形象就有不同的比例。

（六）"真情因象形于外，身手宇宙气相关"。

我们人的天、地、人三者都是通过气的相关性。"相关性"现在是一个常用的科学概念。由于物理里的"相关性"是有它的相关通道。所以，天地的变化通过与人的相关性，直接影响于人，人也可以通过人与天地相关性通道直接地作用于客观物质。问题是，你找到了这种相关性的通道没有？不过，我们知道，目前对"气"是什么？还是无法测定的。那么，想查出它的相关性通道就更难了，甚至是不可能的。

这里有西医的同志，我们知道，如果不首先认识大脑，后来又在解剖时发现了神经，那么，怎样知道哪条神经与大脑的哪一部份有相关性呢？难就难在我们无法知道"气"是什么？它是怎样组成人的，它又是怎样组成这个天地？从道理上来推算，它们是有相关性通道的。比如：人体的十二经络，就是一种与天地的相关性的通道，不过，现在拿仪器来测定的经络是看不见的，因为人死了，经络就没有了，可神经还有，所以，人死了也就测不出他的经络的。那么，人体内的相关通道、脏腑的相关通道，人体与外界的相关通道，我们古人是在什么情况下发现的呢？我们以前有不少的同志，用形而上学的办法，认定实践出真知。真是真知难道一定要实践吗？实践都能出真知吗？既然有这样的说法："在实践到一定程度以后，一定会产生理论，产生了理论以后，反过来又指导实践"。那么，人在实践过程中，在气功实践过程中，产生了一种高级功能，使他知道自己体内的经络与脏腑的相关性，经络与外界气候：十二个月、二十四节气、七十二候的相关性，就把它记载起来了。而我们有些同志认为，经络的起源来自于古代劳动人民在生产劳动中，划伤手了，火烧伤手了、脚了、摔伤腿了………，慢慢地就发现了经络、穴位。如果真的是这样，大家想想：我们的经络有不同的穴位。我在广西中医学院开了这么一个玩笑："比如说：长强穴、百会穴、少商穴……若一定要受到外界的刺激才发现穴位的话，那么你要跌多少次刚好把长强穴捅伤了，你要跌多少次，才会跌伤你的百会穴，影响你身体的变化，你又要伤多少次才伤了你的少商穴等等"，这是不可理解的。人身上这么多的穴位，如果都是通过扎针或外伤实践才能知道经络的存在的话，这是不可能的。所以，我们要对前人的说法要进行反思，他们是否存在问题，这样，我们通过再次验证了古人完全是在修练气功情况下，看见了经络，看见了经络就等于找到了通向人体内脏腑的相关通道，找到了人与宇宙的气的相关性通道。但是，要做这种验证，目前来说还是太难了。不过，只要我们选择了正确的思路，不断地总结提出新的理论，总有一天，天、地、人的所有的相关性通道肯定能定出来的，这是肯定的。"凡是客观世界的，总是可以研究的，是可以认识的"。这是唯物主义的认识论。

（七）"察宇宙，通晓人体一身，凭一手，明了天人情份"。

当我们明白了天、地、人它们之间的相关性通道以后，看宇宙的变化就能测得出人体的情况。那么，通过手部望诊就可以知道天人情份了。我们人与天存在一种情份，比如："老天"，可以当这个"老天"不是我们想象的那个老天。我们体内含有宇宙的什么气呢？你看王勃《腾王阁序》就有："物华天宝，人杰地灵"。我看你们江浙就是地杰，江浙人就是得地的很好的灵气，所以江浙人特别聪明。"物华天宝"如：我们广西得天之阳气，有肉桂、荔枝、龙眼、还有菠萝。所以呢"物华天宝，人杰地灵"。江浙人聪明，我们不要眼红，这是他们得地之阳气。"老天"就是这样子的。我们广西有肉桂及南方特有的物产，你们有没有？没有，这也是我们特有的天地灵气。所以昨天我说："我是从太阳能充足的地方来到文化发达的地方，我内心非常高兴"。广西很热，太阳能很充足，你们现在到广西走走的话，就会觉得热得不得了，太阳能丰富是很热的。那么，我们要是得到天地的阳盛之气，你就是一个寿星公，如果你得不到，只得妖孽之气，你就是短命鬼，这就是天人情份，无可苛取的。

那么，怎样才能取得好的天人情份呢？这与优生学有关联的，现在我们的优生只考虑到这孩子聪明能干，还没考虑到这孩子寿命长短，关于优生又怎么个说法呢？我们来看：人是在什么环境下产生的？人是在天地之气通过父母的先天之精交配以后形成的，由于天地之气是变动的，如：春天，阳气就生了；夏天，阳气就长了；秋天，阳气就收了；冬天，阳气就藏了。而阴气就"阳生阴长"。由于"阳生阴长"大地的植物就长出来，阳气一收藏，大地植物就不长了，就收藏了。阳生了，阴才能长，这就关系到优生学了。现在，我们除了引用人家的一些方法外，能否加上我们祖宗流传下来更好的方法呢？我认为这是必须的。因为，我们祖宗认识到天、地、人之间的关系，他们看见了气的经络，有很丰富的知识与实践。那么，我们通过他们的理论记载，找出什么人跟什么人结婚，所生育的后代是健康长寿的，聪明伶俐的，当官的……。其实这就是我们古人早就有了的这种思想，即：夫妻双方的生辰八字，五行相生相克的思想，如：你的八字五行跟她的八字五行相生，是可以结婚或结婚就好了。可以说，沿用这种思想指导的方法是对的，但在实践过程中未免出现错误，可我们不能由于看到这些错误后就把正确的指导思想去掉，我们应该重新研究古人的有关著作，寻找到一种正确的思想、思维以后再重新审判。不行的话，还是要改革，对于正确思想下出现的错误，不等于不能改，不能按这个思路去行动，所以，对于什么人跟什么人结婚，什么时候要孩子，这种充分利用了时空相关性理论，指导人们要后代的时空相关性理论应该重新放在桌面上，认真地研究验证，找出正确的具有我们民族特色的优生学。

（八）"原夫神由玄生，味从化来，智由道增"。

"神由玄生"这句话是说：神鬼相见、相生。我们有些同志一听到"四门神功"的这个"神"字，就认为是唯心主义的东西，就厌恶这个"神"字，其实古人说得很清楚，很明白，东汉的唯心主义哲学家王充在《论衡》这本书里边对神与鬼进行了科学的认定："神者伸也，鬼者归也"。南宋朱熹，后世圣人朱熹，中国的儒家有三大圣人：先圣孔子；亚圣孟子；后圣朱熹。朱熹在注释《四经》的时候，也引用了王充有关对神鬼的论述。为什么说："神者伸也，鬼者归也"？我们看，我们所讲的"道"是什么作用使这个地球运转，是什么作用使这个太阳运转呢？这种力量来自哪里呢？古人看不到"它"，可是古人知道，既然有一个天这么圆大，那么，这种力量就是来自遥远、遥远的地方。"神者伸也"，才使天地转。那么，人有了生命以后，他又要死了。它也是有一种物质，有一种东西从遥远的地方来，通过某一种形态，不管你是人、是猪、是狗，你就具备了生命。这种力量，这种东西一旦走了，生命就没有了，你就死了。所以，这种东西本身是两面性的，它是二重性的，它既具有"神"的一面，具有生命性的一面，又附有"鬼"的一面，而这个"鬼"是有期限的，它在你形体的停留是有期限的，当期限一到，这个"鬼"就溜了，回到它原来的地方，这个地方在哪？谁也不知道。所以说："鬼者归也"。就如：一年的春夏秋冬，春天，牡丹花开，这个"神"的到来使这种花有生命的形态与生命力；秋天是菊花开的，冬天是梅花开，不管是那种花，都有相应的宇宙力量，宇宙的信息。而这种宇宙的力量、信息就是"神"，这种信息和力量是有时间性的，到了一定程度，"它"就要回家了，回娘家了。当"它"回娘家的时候，牡丹花凋谢了，菊花枯萎了，梅花也没了。如果我们把

"鬼神"这么理解的话，那么，这"神鬼"跟牛顿提出的"万有引力"有什么区别啊！"万有引力"是十七世纪末十八世纪才提的，而我们的"神鬼"这个科学概念，七千年前就提出来了，可见，我们千万不要把老祖宗的有价值的科学概念拿掉，我们应该有胆量在谨慎的基础上，给我们祖先的那些科学概念评反。

"味从化来"。是指酸甜苦辣咸是由大地运动变化所产生的。是"一"变化出来的。

"智由道增"这句话有很重大的意义。我看了很多气功书，只有"禅生慧"。"禅生慧"显然是佛家的语言，佛家的坐禅。直到现在要引用气功的产生，提高智力的话就是这句"禅生慧"了，我不是反对，也不敢反对，我对宗教是没有偏见的。不过呢，我们《黄帝内经》早就有"道生智"了，请你们查《黄帝内经》的第五篇阴阳应象大论，就会找出"道生智"来了。当你们一查到"道生智"就会乐了。因为源于"道生智"要比"禅生慧"高一层。为什么会高一层呢？因为"道"是天的运转，运转了好多万年产生了一个太阳系，（现在宇宙已是运转了二佰亿年，而我们的太阳系只有五十亿年。）而这个太阳系的地球又随着运转了多少年以后，才产生生命。由单细胞生命逐步向复杂系统的生命体演化，具备了骨骼、神经、血管……以后，形成了我们的祖先。三百万年前就有猿人了。又经过千万年天、地、人"道"的作用，慢慢地我们的大脑变聪明了，去掉了愚昧。首先懂得大家一起打猎，后来又懂得用火，不打猎了，懂得将抓获来的山鸡、野猪养成现在的鸡、猪，把野生的五谷培养种植起来……，这些都是"道"的作用令人如此。由于天道的运转，人的思维不断的提高，那科学文化就建立起来了。那么，自始至终，从这点来看"禅生慧"就没有了。因为，宇宙、地球不是定定的，而人们就是在这种动态变化中产生智慧的。可见"禅生慧"只是直指修练的结果，而我们的"道生智"的"道"呢，包括了天道、地道、人道。这样子，道家就经过对天、地的观察，找出太阳东升西降，月亮圆缺，二十四节气，七十二物候的规律，及人对太阳升降，月亮圆缺的温热度不同的感觉与体内的反应，用意念模仿太阳、月亮的运转，想这个"气"通督脉，又想这个"气"通任脉。督脉、任脉一通，就是"小周天"啦。由于这样，人的各种功能就得到很好的发挥，看到了经络，通过这个经络使"气"运行，那么人的机能就得到很大的提高。所以，我们就抓到"智由道增"，想开发我们的智力，之所以有这种想法，是古人早就有这种对天、地、人体验的结果。

（九）"手诊、位相、时相、相中有相，人道、地道、天道、道中有道"。

手诊就是我们要讲的，位相指的是：东、南、西、北、中的地理位置。我们把手相和东、南、西、北、中的位相联系起来，就可以通过手掌知道，我们是春天得病？夏天得病？秋天得病还是冬天得病？因为，我们手掌的气的分布状态就能预示是今年冬天得病，还是秋天得病，这就跟位相联系在一起了，那么时相就是这个时间了，（即：具体的季节、月份……）。就是说我们的手诊里面含有天、地、人的位相、时相。所以，通过手诊就可预知将要得什么病，就可以预防了。

"人道、地道、天道、道中有道"。人有没有"道"？有！人体的通道主要有任、督经脉和奇经八脉，这就是我们人体内的道路之道。这是我们人体气血运动的通道。那么，天有"道"吗？天也有它的"道"。太阳运转，月亮运转都有它不同的位置，有春分点，秋分点等等，它也有它运动的道路。那么，地有没有"道"呢？地也有"道"。东南西北中的区域就是地的道。我们更清楚地记到北纬多少度，南纬多少度，东经多少度，西经多少度。查到了经纬度就可知道是哪一方。由于认识到天道、地道、人道就可以找出"道"的相关性，这样就可通过手诊知道自己，又通过手诊与"道"的相关性动意念，使我们的人道、天道、地道的通道打开，这是手部望诊的总论。

二、手部望诊原理

手部望诊原理——即象学原理："气动于中，象形于外"。

· 71 ·

气——组成宇宙万物的根本东西。

象与形——是气的运动外在表现，通过形与象可以推测气的运动过程。

从以上气、象、形的解释可知：天、地、人、万物唯以气相关，万物生长变化，乃气之不同，相位不同变化而已。所以，通过形与象可以了解人体的气的运动过程，则人的生老病死可以从形与象推测出来，就是说人的身体状况，社会活动等范畴都是由气的运动而造成的形与象，这与方位有一定的影响的，因东南西北中的地理位置的生物生态是不同的，由于人的一辈子是由气运动发生变化而变化的，所以我们通过气、形、相可以了解人的过去与未来的变化。但是，某一个阶段只会研究到某一定水平，尚未达到精密的程度，只有我们根据这些原理进一步去研究，才会使相形更加完整发展和准确。

手部望诊诊病最大的难题是：手只是手三阳、三阴所经过之处，缺少足三阴、三阳，何以只根据手而尽知全身之病呢？

手足之阴阳分则十二经脉，合则为阴阳，阴阳乃一气也。宇宙万物唯气相关，体内十二经脉、气血、阴阳亦唯气相关。故能知一方之气，则可按相关性而知彼方之气，故根据手部望诊可知全身之病情。

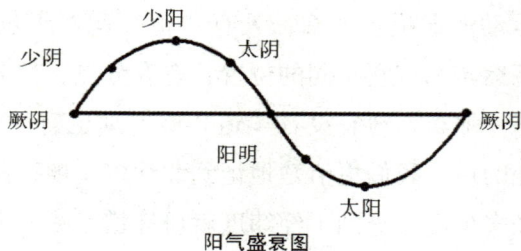

阳气盛衰图

一年气的运动方式排列：春、夏、秋、冬。

据上阳气盛衰图可知：阳气最盛是少阳，阳气最衰是太阳，以上是根据相关性来考虑的。

世界上没有不相关的事物。那么，由于事物之间都是相关的，所以通过某个事物就可以知道总的物质情况（如不喜欢谈物质，也可以谈事件）。假设：甲乙丙丁戊已庚辛壬癸这十个事件中，我们是可以找出每两个事件的相关性的。那么，我们只知道甲事件能否知道其它九个事件呢？"能"。因在整个系统中十个事件绝对没有一个事件是孤立的。起码来说，是由于引力场的存在。请看下面的四面体图：

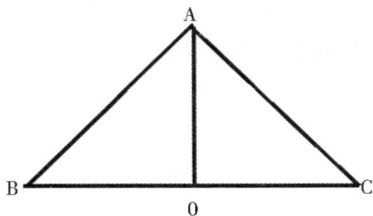

四面体图

如上图：AC 含有 CB 的信息，故答得 AC 就可以推知 CB，推知 CB 就可答得 AB、AO、BO、CO……。

由于"气"的运动状态不一样，就可以决定一个人的才智性格。

以上这些一层层的原理，重要到什么程度呢？就是一步步来发现及体验"太极图"的工作原理。

现在世界上发现了三个重要理论：

1. 灾变理论——由法国的数学家托姆提出：事物本身都存在着一个灾变点。而所有的事物灾变过程，可以用七种拓扑图来表示。

2. 比利时的普利高津提出的耗散结构——把世界每一个事物的结构都归于一个耗散结构。即：太阳系任何一个物质都要消耗能量的。（在此之前，曾出现过《热寂》学说。）不少科学家认为，宇宙终究会处于热寂状态。而普利高津根据热力学第二定律的研究结果：是一个物体消耗能量时会传散于另一个物体，认为物质本身耗散的能量又能吸取能量，所以宇宙的能量是不会消耗完的，宇宙不会灭亡的。

3. 西德的哈肯提出的协同学说的协同原理。例如：灯泡的发光为四面八方发光。而激光不是这样，是把光集中为一束能量，使发出的光束为直线，有能力的。而激光的形成是有红宝石的协同作用，即光经过红宝石在红宝石的协同作用下，使光不四面八方发散，而集成为一束集中不弯曲特性的直线光束。

世界的科学分析越来越多、越细。但我们是否象协同原理一样组成一束统一的光，把世界的事物系统化，综合为统一的科学体系，这是新的科学主见。

以上所述的各种原理都比不上中国"气"的原理。比不上八卦、太极图工作原理。因这些东方文化的贡献早已包括了以上三个理论的原理。

第三讲

望 手 形

一、望手形总论

指龙掌虎兮，合称手形。天地合德，明示个人习性。长短宽狭，总宜相称相应；不亏不倚，何用较大小。尖、宽、方三类，感应动作规则分属：

（一）手形尖兮，感应灵敏，思维迅捷，灼灼炎性，追崇精神生活，喜好美学艺术。

1. 若尖长质软兮，多情善感，理想超越现实，精神常受痛苦。劝君再莫想入非非，方能超脱此身烦恼。

2. 若夫智慧线，直趋掌角，分明潜龙不可用，当心神经衰弱、精神失常。

（二）手形宽兮，喜动善变，体用乾性，乾有大德，此君说到做到。开天辟地，唯乾是用，此君有主见而富创业天才。

1. 若过宽过长，掌峰低平，此属亢龙有悔，我行我素，一生反复无常，出尔反尔，变迁极多。

2. 智慧线宜长偏强。短而弱兮，虎头蛇尾，有给无终，功亏一篑，劳而无益。

望
手
形

（三）手形方兮，形象应坤，实事求是，循规蹈矩，注重方式；坤卦用六，道崇实学，不尚空谈，古之君子。

1. 智慧线直达掌边，掌坚质实，则山川险峻，难改易。此君刚毅果敢，说一划一，人们常道固执。

2. 掌软质柔，则山河逢道，易于驯服，此君能随机而应变。

二、谈望手形

现在我们讲的是望手形。这里有不少的西医来听课，搞西医的都知道心理学。在心理学里有一个新的分支叫形态心理学，就是从一个人的形态来研究这个人的气质、个性。那么，这种研究人的气质、个性，研究人的大脑的医学形态的心理学，其实我们古人早就有一门遗传心理学。我整理的手部望诊是把古今中外的东西都柔在一起；不过它的理论主要是采取东方的哲学思想为指导而总结出来的理论。

"指龙掌虎兮，合称手形"。我们一个人的手有手指和手掌之分。手指属龙，手掌属虎；手指属天，手掌属地。故有指形、掌形之分，合起来称为手形。

"天地合德、明示个人习性"。由于有天地之分，有指、掌手形之分，就可根据手指、手掌的比例大、小、长、短、宽、狭、厚、薄的比例而获知一个人的个性特点了。

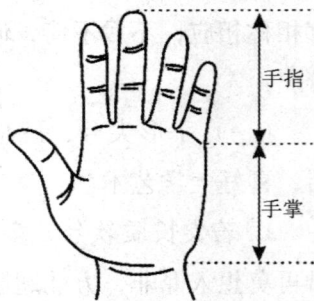

图19

"长短宽狭总宜相称相应"。我们望手部或望面部都有一个成局、败局的说法。那么，手形怎样才是成局、败局呢？它不管你手型大、手型小、手型长、手型短，只要是相称相应，不偏不倚就是成局，反之谓败局。

我们的手形不外乎分为：尖、宽、方三类。尖的手指比较长尖，指尖比较尖，掌形上端较收窄（图20）。宽的手掌比较宽圆，手指比较长圆，指尖比较圆（图21）。方的手掌偏于四方，手指也偏于四方、指尖也比较方（图22）。那么，类形不同的手相，都有它们的专长：尖形的人对外界感应灵敏，方形的人动作坚决有力，很讲原则……。根据这种特性，若我们要选拔人才，或你想用一个能按你的规定每条、每条都能执行的人，你就选手指、手掌都比较方的人；你想用一个能单独出去谈判比较灵活的人，那就选手形是宽的；如果你想这个人做打字员，那你千万不要选手指宽的了，要选手指尖的。为什么呢？现在我们慢慢地说，因为现在用人是一门很重要的学问，这几年已经形成了一门"人才学"，我看了不少"人才学"的编目，其主要分为"宏观人才学"与"微观人才学"这两类。"微观人才学"主要是研究这个人的心理特点，个性特点，他适合在哪个工作部门。"宏观人才学"是研究整体人才的布局问题。现在有不少人出于对生意的探讨，比较热衷于"微观人才学"的研究，有不少专家已经钻到里面了。这个我们不怕，为了研究中医望诊我们也要钻进里面去。

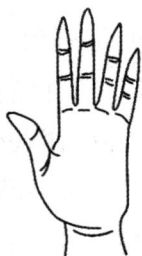

尖形手
图20

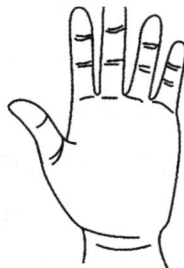

宽形手
图21

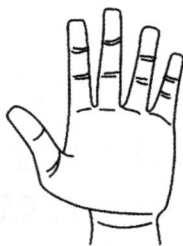

方形手
图22

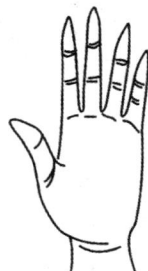

过于尖长、手质又太软
图23

（一）尖形手

"手形尖兮，感应灵敏，思维迅捷"。人体不外阴阳二气，人之所以有各种掌形、指形，是因为阴阳二气的比例问题，阴阳二气赋予不同的比例，他就有不同的个性。那么，手指尖的人是阳气多阴气少，阳主动，阴主静。这种人就感应灵敏，思维敏捷。

"灼灼炎性，追崇精神生活"。灼灼炎性是指他的思维敏捷，工作热情，这种人喜欢过些什么生活呢？这种人把精神生活看成比物质生活更重要。所以，这种人特别喜欢美学，特别喜欢艺术，在美学上，艺术上有成就的美学家、艺术家你们看他们的手形都是比一般人尖长的。

"若尖长质软兮，多情善感"。如果过于尖长，手质地又太软，这种人多情善感，往往会出现因他所追求的精神生活、理想超越现实而造成"精神常受痛苦"，所以"劝君再莫想入非非，方能超脱烦恼"。在临床上，我们碰见一些精神病患者，他们的手形往往都是过于尖长，质地过于软的。而且，当你慢慢的了解他，就会发现他们都是理想超越现实的。那么，他们就感到：我有崇高的理想，可现实又不允许，精神就郁闷，这种精神郁闷者往往是忧郁症的。当然，并不是每一个人的手形是这样，他就会有这种精神忧郁症的，但也偏于多情善感。如果，我们生活中发现有这种同志，我们就劝他现实点，如果，我们的手形是这样子的话，明白了这一点的话，也可以降低对精神生活的追求，让自己的客观条件符合自己的理想，这样就会让自己的情绪安定下来了。

（二）宽形手

"手形宽兮，喜动善变"。手形宽是指掌形不尖不方，指形粗、长、圆，那么，手形宽是善动善变，配属乾天，天圆地方，乾天是善动善变的。如：春、夏、秋、冬的变化转换是由于乾的善动而产生的，"体用乾性"就是说：手形宽的人，具备的个性特点就象乾一样，乾有大德，说到做到，乾的运转给大地带来了春夏秋冬，带来了万物。所以，乾给大地的德是很憨厚的。这种人说到做到，"开天辟地，唯乾是用"。天之所以有万物，就是由于乾的开天辟地的作用。"此君有主见兮，而富创业天才"。你们不相信的话，可以看看自己的手形，我是经常给别人看病的时候，悄悄地研究手形的，当官的我看过，老百姓我也看，搞艺术的我看过。看戏、看图片都可以注意这方面。

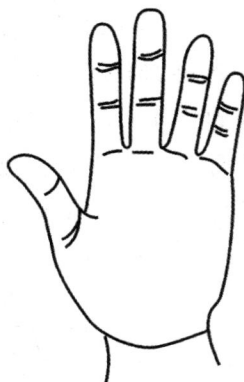

过宽过长、掌峰低平
图24

手形过宽过长，掌峰低平者（图 24）属"亢龙有悔"。"亢龙有悔"是《周易》里乾卦上九的爻辞，这种人往往会出尔反尔，一生反复无常，变迁极多。

"智慧宜长而偏强"（图 25）；在这里先讲智慧线，我们的智慧线怎样才好呢？智慧线宜长而强。一、智慧线越长越好。二、强是指智慧线深，不那么弯曲，不断。"智慧线短而弱兮，虎头蛇尾，有始无终，功亏一篑"。有这么一句成语"为山九仞，功亏一篑"。

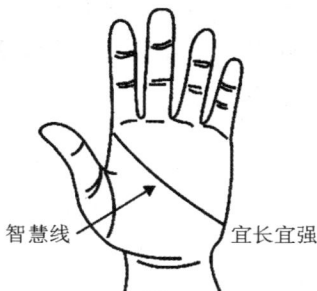

智慧线   宜长宜强
图25

"仞"是高度，"为"是举起，其意思就是：举起这座山，就差最后的一篑泥了，这座山就达到九仞了。那么，如果我们的智慧线很短不够长而弱（浅或有断纹）的，做事情就会虎头蛇尾了。即刚刚做的时候很有干劲，后来就不想干、不干了。那么，这种人就有始无终，就象"为山九仞，功亏一篑"，劳而无益了。如果我们知道这个特点的话，就应该意念这条智慧线长而强，使我们碰到困难的时候，可以克服。

（三）方形手

"手形方兮，形象应坤，实事求是，注重方式"。这指手掌比较方，手指、指尖比较方的人实事求是，办什么事都按规章办事。只要有规章，若领导要他不按规章来办事，不管怎么说他都不干的，追崇实学，不尚空谈。

望手形

"智慧线直达掌边"。如果我们这个智慧线很长直达掌边来，手形又方再加上指尖质实，这个人的性格就象险峻山川一样，你想改变就好象这山川险峻，想把它填平是不行的。这种人刚毅果敢，说一划一，给人印象是很固执，很难说通他的呀！请你们看看被本单位誉为很固执的人，他的手形是否是方的。

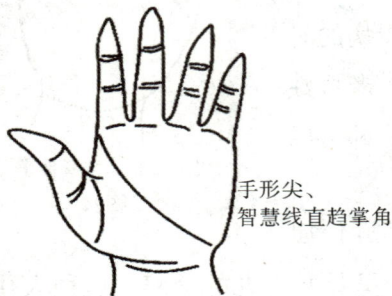

手形尖、
智慧线直趋掌角

图26

望手，第一看他的手形，形状分成尖、宽、方三类，属尖形的人感应灵敏，思维敏捷，可是，如果他的智慧线长得不好，若智慧线直趋掌角的，分明"潜龙勿用"精神失常，如果手形属宽的人，动作有力，是方形的人，刚毅果敢，把手形看了，这只是望手的第一层，第二层就是看每一个手指了。望手总共有八个内容，要一样一样看完了才综合评分。然后才说出这个人怎么、怎么的，不要光看手形就下定论。

·80·

望 手 指

一、望手指总纲

望了手形，再望手指。辨指之长短兮，别骨节之显否，环指齐天之五六；食指接天之中央；拇指达地之中部；小指还需上连天，指有天、地、人三部。辨别质形长短。唯独天部尚应分尖、宽、方三形。尖属离物，感觉灵敏；宽合乾行，喜动喜变；方象牡马，格式不移。

原夫拇指，太阴肺所属，内藏肝与脾，魂魄居处，开合关联升降之地。

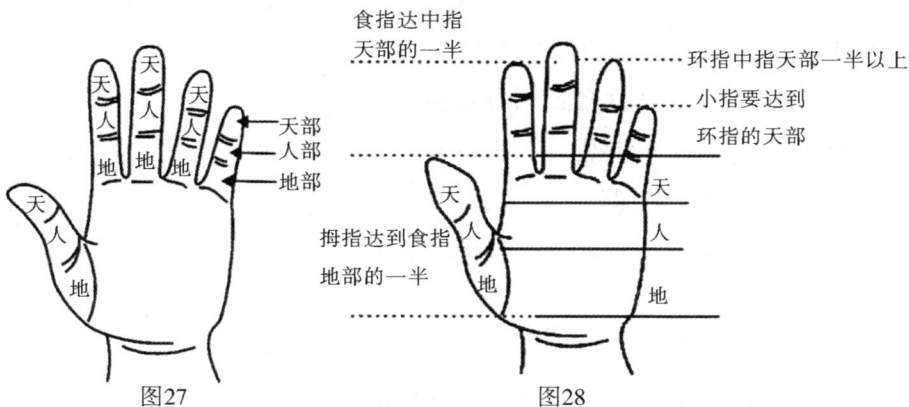

图27

图28

（一）拇指天部：透出人生大欲。

（二）拇指人部：映出人身理智。

（三）爱情基础，刻在鱼际地部里。

（四）节大有力，本质理智。

（五）节短而小，个性软弱。

（六）拇指外倾柔软，适应环境，达观随意。

（七）拇指靠掌坚实，主观拘谨；若智慧线佳，尚能情理用事，智慧线强，定然执着不化。

（八）质粗形俗兮，何来佳种。

1. 扁平带尖兮，神经过敏。

2. 秀丽端正，品格优秀。

3. 笨头笨脑，庸俗生平。

4. 第二节紧缩，计谋策划。

5. 握拳拇指藏，来见阴险。

6. 第一节后侧，流财之象；第一节内弯，最工心计；第一节外斜，成少败多，操劳终生。

7. 拇指峰突然丰隆，意气用事，血压增高。

8. 拇指蛇头，智慧线短，拇指峰高，凶暴之徒。

9. 蛇头拇指，智慧线长，手品虽佳，终归事与愿违，好发闷气。

10. 拇指短小，灵敏善变，缺乏毅力。

11. 拇指高大，固执独裁而有克制。

12. 第一节小，知足常乐；第一节大，好胜成性。

13. 拇指下落，爱群好动，富同情。

14. 拇指紧靠，自私拘谨，性怪辟。

二、谈望手指

现在到第二项了："望了手形，再望手指"。看手指，看它的长短，又看它的骨节显露程度。那么，指的长短比例如何看呢？首先，要懂得每一个手指都有天、地、人三部。

第一节是天部。

第二节是人部。

第三节是地部。

那么，环指要多长才符合要求呢？环指也称为无名指，它的长度要达到中指天部的一半以上。即十分之五、六，达到中指天部的中间部位还要高一点点。食指要达到中指天部的一半才符合标准。那么，拇指呢？拇指要达到食指的地部的一半。小指呢？要达到环指的天部。这样子，手指的长短就是成局了。

现在，我们讲一讲，我们的手指都有经脉所通过。手有十二经脉，足有十二经脉，那么凭手的长短就知道经脉的长短。而经脉的运行通道是气血运行的调控系统，是人与天地的相关通道，所以，经脉的长短就与人的疾病、个性有密切相关。而经脉长短的比例问题都跟手指相互间的比例协调，相互共容性相关。所以，手指既有天、人、地三部之分，又有质、形、长、短之别。我们就要看它的质地是坚硬还是柔软，看它的形状是尖型、宽型、还是方型的，看它每一节的长短粗细。下面我们就一个一个手指来谈。

（一）拇指

我讲望手不同前人的是：把它放在中医的经络模型里面。那么，"原夫拇指太阴肺经所居"，说明了拇指是手太阴肺经经过的地方。手太阴肺经就是从我们的腹部开始往手走的，途中穿过肺，然后就到达大拇指。所以，看大拇指就可以知道肺的情况。问题是中医的手与足各有三阴三阳的六条经脉，合起来是十二经脉。这十二经脉又跟体内的脏腑相联系，为什么单凭望手，你就知道人的全身性疾病呢？这从表面上的道理是说不通的。你看：手跟哪个脏腑有关系？至于手太阴肺经到大拇指，那么从大拇指顶多也只是能看肺；手阳明大肠经到达食指，通过食指大不了只能看大肠的病；手厥阴心包经到达中指，通过中指你大不了只能看心；通过小手指，你顶

望手指

多知道小肠与心。那么，通过手直接跟哪些脏腑相联系？拇指跟肺；食指跟大肠；中指跟心；无名指跟胆、三焦；小指跟心、小肠。那么，还少了肝、脾、胃、肾、膀胱啊！因为人的五脏是：心、肝、脾、肺、肾；六腑是：胆、胃、三焦、膀胱、小肠、大肠。十二经脉通五脏六腑，而手只有通六经脉，为什么你说能看全身啊？不要紧，我们的脚也有五个脚趾，大脚趾有两条经脉，一条是足太阴脾经，一条是足厥阴肝经。就是说肝脾的经脉都经过我们脚的大脚趾，那么，我们就从手的大拇指跟脚的大脚趾对称原理来看，这个通过肺的大拇指来看大脚趾，所以根据这个十二经脉的运行情况，就可以通过手来看全身了。所以这里写"原夫拇指太阴肺所居，内藏肝与脾"，就是说，表面上是肺，但它里面也包含了大脚趾的肝与脾，看肺看肝看脾都可以通过大拇指来看的。

中医把人的七情六欲，个性特点跟脏腑联系起来考虑。中医有一个特殊的名词叫做"脏象"，这是西医所没有的。"脏象"指的是什么呢？这里请学西医的同志跟学中医的同志都应注意，中医的五脏六腑不等于西医的五脏六腑。西医的五脏六腑是解剖看到的心、肝、脾、肺、肾……。现在我们有些中医的同志不注意，把中医的脏腑跟西医的脏腑完全等同起来了。其实，中医的脏腑是从气的运动状态里面提出来的概念。比如说：肺这个脏是管什么呢？是管肃降的。那么，凡是不能肃降的病都属肺病。而现在我们有一些中医只把咳嗽，气喘作为肺的病，这显然就是把中医的肺跟西医的肺等同起来了，就认为是呼吸道的病，其实不一样，肺主肃降，这个肺含义很大，一个人的血压高，满脸通红，中医也叫肺的病，因为它不能肃降，这个火老是往上。一个人的脚心很热，那么这也是不肃降。为什么说不肃降呢？肺的气是凉的，由于肺气不能降下来，所以脚心才发热，临床上治疗，也是通过滋养肺阴来治疗的。可见，中医的脏腑指的是人的整体的气的运动状态，所以又叫做"脏象"。那么，有一些同志感到气不足，不想说话，这就关系到中医的"肝主升"了，认为阳气不能升到大脑，大脑缺少清阳之气，所以大脑思维、反应就会迟钝，这个在中医属于肝的毛病，但在西医就未必是这个意思了。并不是说：肝炎、肝硬化、肝癌啊，就会产生以上的症状。而西医的低血糖往往就是中医的肝气虚或肝血虚，主要是指肝。如果你是低血糖出现头晕，含了糖以后就好了，如果你想它不再犯，你就经常吃一些北芪（黄芪），低血糖的症状很快就好了。这只是通过补肝气，让肝气升上来就行了，并不是保肝护肝的作用，不是治疗西医的肝的问题，请大家密切注意、重视这个问题。

整个宇宙万物都由什么组成呢？都由"气"组成的。天、地、人三气总的来说，天地间的气就是宇宙间的气。它总是运动的，没有运动就没有生命，唯物主义就是要研究物质的运动状态。那么，作为物质的气的运动状态有多少种呢？古人很聪明，他不管你怎么样，他认为气的运动状态不外乎开与合的运动状态。那么，是谁主宰着这种开与合呢？这个主宰就叫做枢（枢纽的枢）。气的运动状态就象我们的这个窗户一样，有开有合，它之所以能开与合，是由于这个枢的作用，即是这个百页的作用。如果这个百页长锈了，你想开也开不了，你想合也合不了。这就说明这个枢纽失灵了，长锈了，那么它就不能开合了。从大的来说，白天的气的运动状态就是开的，其气属阳，所以白天就看得见，那么，晚上呢？气就处于一种合的状态。所以就黑不溜啾的。主宰这种开与合就是枢。那么，气不外乎就是三种运动状态：开、合、枢，开与合是由枢主宰的。在一年四季里，气的开合的运动状态如何区别呢？春天、夏天的气候是温和与炎热，万物生长，茂盛的时候，其时大地总的运动状态是开的，一年里面春夏属开的。那么，到了秋冬，掉叶子了，树叶枯萎了，这个就是由于气合起来了，因为万物是由气组成的，气开物生了，气合物不生了，就是这种情况了。在一年来说，上半年就是气开，下半年就是气合。在一天来说，白天是开，晚上是合。那么，在我们人的气的运动是不是这样呢？是这样的。比如说：我们要小便了，这个就是开了，膀胱不开的话，这位同志就是"尿潴留"了，我们要开

· 85 ·

利尿剂给他吃了。如果膀胱的气不能合，那么就小便失禁，我们要给他吃合的药了。每个脏腑管排尿的气，也有开与合的，管大便的也有这两种运动状态，管开的、管合的；又比如管肺的气开与合的，肺主皮毛，如果我们身上没有汗，温度升高，就说明肺气不开，那么，要把它打开，汗就出来，体温就下降了。所以每一个脏腑都是这样，人的气的运动状态也无非是开、合、枢。在人体的十二经脉里面就分谁管开，谁管合，谁管枢纽的。通过以上的补充阐述，大家就明白了。

拇指，一个很重要的手指，有五个手指的动物很多，但是，能把拇指竖起来的，即使是现在的大猩猩也不能象人这样把大拇指竖起来，除了人类，其它的动物都不会把大拇指竖起来的。它们没有人的这种能耐，因为这直接关系到大脑的发育问题。那么，我们看前人是如何总结大拇指的外形与个性的关系。

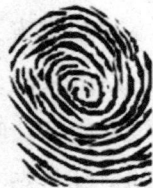

箕
图29

1. **"拇指天部，透出人生大欲"**。

拇指也分天、地、人三部份，最上面这节是天部。一个人的欲望大与小主要是看拇指的天部，如果拇指天部它的指纹是圆圈（图29），都有当官的欲望，如果不是圆圈而是这样如右图的"斗"，会推辞不当的。无论想当官或不想当官的都不是一件坏事。因为我是根据《周易》的原理来看这个箕与斗的。

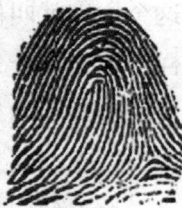

斗
图30

2. **"拇指人部，映出人事理智"**。

拇指人部的肌肉发达柔软，气血充盛。那么，这个人办事有情有理智，如果人部没有肌肉，皮包骨，这个人是冷冷淡淡的。如果人部的肌肉是硬梆梆的，说明这个人不太讲理智。我这么说，大家一定会认为是"唯心"啊！不是的，性格完全是一个人的体内阴阳二气不同的比例而反映出来的。

3. **"拇指地部，爱情基础"**。

爱情基础刻在鱼际肌地部里。我们一个人的爱情就看这里，即：你对你妻子是不是很热情，你对你丈夫是不是很热情，你谈恋爱的情况是怎样？就看这里。

4. "节大有力，本质强盛"。

我们大拇指的节大才有力量的，这样的人本质就比较坚强。

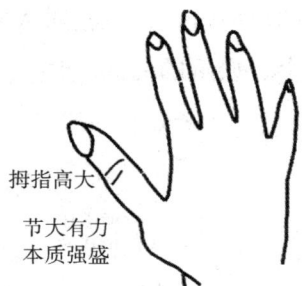

拇指高大

节大有力
本质强盛

图31

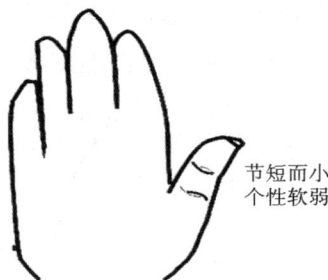

节短而小
个性软弱

图32

5. "节短而小，个性软弱"。

如果指节小的，那么这个人的意志就比较脆弱。

6. "拇指向外，性格外向"。

手自然一放，这个拇指自然向外的，这个人是性格外向。

7. "拇指弯曲，性格内向"。

手在放松的情况下，这个拇指自然向里弯的，这个人性格内向。

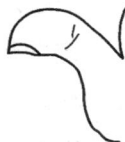

拇指向外
性格外向

图33

那么，如果手一放，拇指外倾，又柔软的，这同志就容易适应环境，达观通练，很有情理，很能理解同志。这种人是"伏首甘为儒子

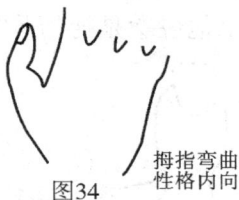

拇指弯曲
性格内向

图34

牛"。如果他拇指外倾柔软而智慧线长得不好（比较弱），那么这个人性格外向、随和，反而形成没有决断力，遇事就优柔寡断。为什么拇指外倾柔软再配上智慧线较弱会忧柔寡断呢？因为智慧线是反映一个人的大脑的决断力的一条线，所以，智慧线长得不够坚强的话，他的性格是优柔寡断的。如果智慧线长得好，这种同志就能伸能屈，内含主见，能办大事。如果他的智慧线长得显现，其性格就比较坚强，做事情就易执着不化。

8. "质粗形俗兮，何来佳种"。

如果大拇指是质地很粗糙，外形又长得不好（图35），这种人的大脑是不够发达，做事不够灵便，学东西比较难学。这有点象医学上所讲

· 87 ·

的先天大脑发育不良，先天痴呆的人。如果大拇指又扁不象我们一般人那么圆，又带有尖形的（图36），这同志就会对事情感应灵敏，那么扁呢？是气的流通过于激烈，这就使他对事情的反应过快，往往对人家的语言、动作会产生一种过敏反应，易产生误会、误解的局面。

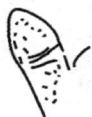

质粗形俗
大脑发育不良
图35

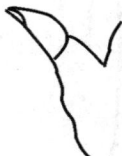

扁平带尖
神经过敏
图36

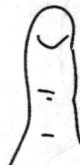

秀丽端庄
品格优秀
图37

　　这里面对望手而做出的一些性格解释，是根据阴阳的道理而推出来的，它只是一个大概，是为了使大家形象地掌握。比如说："秀丽端庄、品格优秀"。指的是大拇指长得漂亮，而怎样才是漂亮呢？有没有一定的形状？是有的（图37），那么，大拇指长得笨头笨脑，有没有呢？有，（图38）我也观察了一些人的大拇指不成比例，长得笨的，这个人也笨。

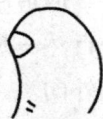

笨头笨脑
图38

　　拇指第二节上部长得大大的，下部突然变得小小的（图39），这个人善于搞计划。那么，问题就来了，握拳时拇指藏在里面，未免阴险，我们说他阴险，不一定说他毒辣。这阴险是根据阴阳来推的。就是说阴在内，阳在外。一般人握拳拇指扣在外（图40），如果他握拳是拇指收在内（图41），这说明通过拇指反应出这个人的脏腑的阴气、体内的阴气比较盛，阳气就比较少。所以呢？就喜欢这么握过来（拇指内藏）。如果真的生活中有的同志是这样，我们不要轻易地去说他是阴险毒

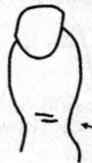

第二节紧缩
图39

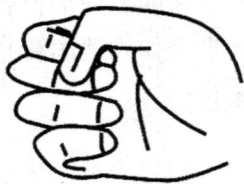

拇指扣在外
图40

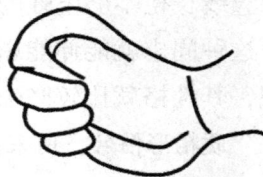

拇指扣在内
图41

辣啊！这是针对阴阳气血来说的。

大拇指头指的是天部这一节，平时这拇指头是向后弯的（图42），那么这同志容易漏财，舍得花钱。若第一节拇指头向内弯（图43），那么这同志办事情考虑详细，最工心计，拇指第一指节外斜（图44），是成少败多，操劳终身。

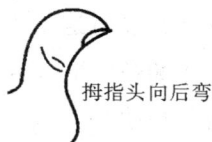

拇指头向后弯

图42

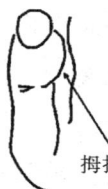

拇指头向内弯

图43

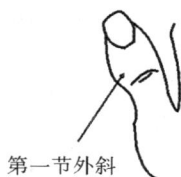

第一节外斜

图44

下面我讲临床上很有价值的高血压的几个特征。我给学生临床上的实践都是很准确的。"拇指峰突然丰隆"，拇指峰指的是大鱼际肌，即拇指地部，那么，整个大鱼际肌的某一个部份突然间长得比较高，这种同志是意气用事。我要这么干就这么干，我不管你，而这种性格

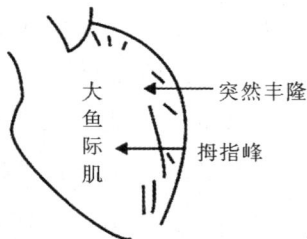

大鱼际肌

突然丰隆

拇指峰

图45

容易得高血压，这往往是中医讲的肝阳上亢型高血压。那么这种肝气盛的人，肺气又不肃降，确实易得高血压。问题是，医院诊断你是高血压，怎样来判断你是否属于肝阳上亢造成的？你就先看你的拇指峰是否丰隆，你办事情是否是意气用事的，如果是，那么，你就是这种类型的高血压。

有不少囚犯，有伤害人命案的囚犯，有殴打伤人犯，他们的拇指就像蛇头一样，智慧线又比较短，拇指峰高。（图46）这种人头脑简单，动不动就要打，动不动就要抢，意气用事，所以往往会做出一些激烈的行为，成为罪犯。

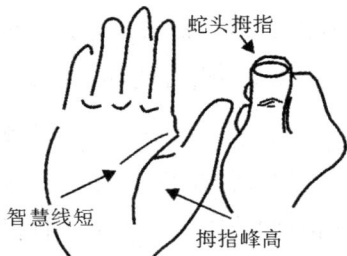

蛇头拇指

智慧线短

拇指峰高

图46

"蛇头拇指，智慧线长，手品虽佳，终

望手指

归事与愿违，好发闷气"。我讲的望手都有案例，是从生活中就能找出典型的活案例。比如说到这种情况，我讲完课以后，就提醒我妹、妹夫，我对我妹夫说："你妈妈就是这种性格的，你看她是不是这种手型的"。结果，他回去看了他妈妈的手，就是这样子的。

那么，阳气少的人，他就反过来爱静不爱动，这种情况在什么时候最容易显示出来呢？在不知不觉放松的情况下就可以通过看这个人的拇指的开合，知道他的阴阳气的多少，这是关系到人体的肺、肝、脾这三个脏腑的阴阳之气的多少。因为，人体的气分成阴气与阳气。阴气里面又分成三阴：厥阴、少阴、太阴。阳气里面也分成三阳：阳明、少阳、太阳。那么，厥阴是什么意思呢？是阴与阳相交的那部份阴。用中医的术语是："两阴交尽谓之厥"。那么，阳明是什么呢？用中医的术语是："两阳相合谓之明"。那么，少是什么呢？少是小的意思，是年轻的意思；太是什么呢？太是大的意思，是老的意思，也就是说：阴里面有小的年轻的阴，有大的老阴；阳也有小的年轻的阳，有大的老的阳；阴与阳都有老少之分。而在老与少之间有不老不少的阳叫做阳明；有不老不少的阴叫厥阴。即：阴，在少阴到老阴，老阴就要变成少阳，在老阴变成少阳之间有一种阴叫厥阴。阳，在少阳到老阳，少阳变成老阳之间有一种阳叫阳明。

（二）食指

阳明大肠所主，内含曰胃海，力量发生之地。

1. 食指壮直（图47）敢于前进而多主张，渴望仕途，追求财富，只因多血多气。

2. 法则自然和于宗教，皆因有合无开。

我们的食指有一条经脉叫做手阳明大肠经，食指是管我们大肠的。那么，除了管大肠还管什么呢？也管我们的胃。这里说"食指阳明大肠所主，内含曰胃海"。中医把胃称作水谷之海，指的是我们饮食之物

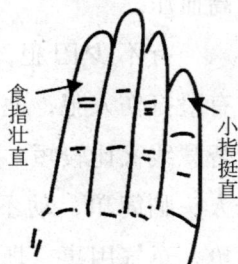

图47

都要经过胃海的消化，然后才能吸收。那么，我们的后天，脱离了娘胎以后的力量从哪里来呢？就是从我们的饮食之物转化而来的，我们的胃如果消化能力好，力量就强大。所以说，食指能衡量一个人的力量，它是力量发生之地。临床上，我们通过食指可观察他的消化系统动作情况及疾患。如果他的消化能力强，新陈代谢旺盛，他的体力就充足。

"食指壮直，敢于前进而多主张"。食指壮直是指直而发达。若食指直是直了，可是没得肌肉，或壮是壮了，可是手指不直，有一点歪的都不入壮直之局。食指壮直的人敢于拼搏，这里讲的"渴望仕途"，想当官是根据"胃为水谷之海"来讲的，这跟据大肠与胃能深藏水谷形象地讲下去的，实际上，在封建社会要当官一定要考试。那么，没有一种拼搏精神很难"十年寒窗"苦读的。"追求财富"指的是善于创造劳动及劳动价值，为什么会这样呢？皆因多血多气之果。

至于"法则自然，和于宗教"。是依据"三阴三阳"的意思来引用的。因为宗教这个概念现在所讲的都是混乱了的，实际宗教是怎么回事呢？我们暂且不谈，我们只简单地说：宗教指的是，在一门学说里面，它的鼻祖。比如说道教是一门宗教，它的鼻祖是老子。佛教它也是一门宗教，它的鼻祖是释迦牟尼，也就是我们所称的如来佛，而儒家实际上也是一门宗教，它的鼻祖是孔子。那么，宗教的来源它不是某一个人捏造的，是根据当时的社会生产劳动，生产劳动力以及当时人对事物的认识所提出的主张比较符合大多数人的观点，并在那种没有明显的社会分工情况下，人们认为按照他的主张，就可以更好地生活。所以才会按照他的主张去办，慢慢地就形成所谓的宗教。那么，宗教里面有没有科学呢？实际上关于宗教与科学的问题，不但不少伟大的科学家都谈，连伟大的马克思主义的经典哲学、经典著作都谈到宗教与科学的关系，绝大多数宗教里面都有不少的科学内容。所以说："食指壮直"就容易象古代流传的道家一样，"法则自然"修练大、小周天（指的就是修练气功）"皆因有合无开"。

（三）中指

中指厥阴，多血少气，静而少动，智慧设想多。

1. 少血悲观迷信由少气。

2. 中指独大，精细而工愁。

3. 环指靠近中指，策划将来计不少，中途失败缺毅力，只因有合无开。

4. 中指与环指分离，悠悠乐天成性，陶然不顾将来，便晓合里有开。

5. 中指形长，四指紧靠，掌角峰满，注重理想，多愁多怨又悲观。

6. 他指曲附中指，行为依据理想，哪懂面对现实。

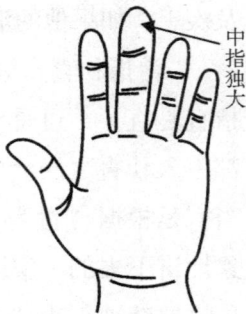
中指独大

图48

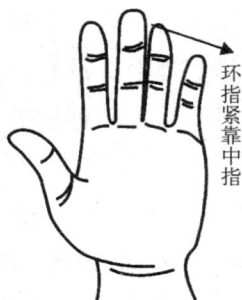
环指紧靠中指

图49

"中指厥阴，多血少气"。那么，中指是管什么脏腑呢？中指管一个很重要的脏腑，这个脏腑是西医的心脏，现代医学学科所含的心脏。西医的心脏是中医的心胞——厥阴心胞，中医的心不是西医的心。那么，中医的心是什么呢？中医的心是指传导系统（多数是指西医的神经传导系统）。由于中指是多血少气的心胞脏腑（心胞经）所在的手指，所以：

（1）中指直而大的，阴多阳少，这种人喜欢静而不喜欢动，办事很细心，容易多愁善感（图48）。

（2）"环指紧靠中指（图49），计划将来计不少"。有理想也有办法，可是往往会中途失败，其失败的原因是缺少足够的毅力，计划是对了，但在执行计划过程中，因缺少足够的毅力，所以往往会中途失败。象我的中指、环指是比较紧靠的，我当然会考虑将来我要办些什么事，可是我发现了这一点，我就要不断地勉励自己，要保持足够的毅力。

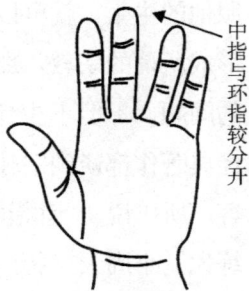
中指与环指较分开

图50

（3）"中指、环指分离"。有些同志的中指与环指比较分开（图50），这种人一生都很乐观，他不会考虑将来怎么样，反正现在好就好了。就是说，中指与环指不靠在一起而分开的人不善于考虑日后之事，中指与环指靠近的人善于考虑未来的事。这原因就是：环指属于少阳，少阳是枢，当这个枢纽靠近厥阴，使多血少气的厥阴能冷静地考虑问题。如果枢纽离开厥阴，离开这个"合"，那么这个多血少气的厥阴就不那么喜欢考虑未来之事。正如这里面说："悠悠乐天成性，陶然不顾将来"。

（4）"中指形长，四指紧靠，掌角峰满"（图51）。这种人很注重理想，不过，他的缺点是多愁多怨，有悲观情绪，原因是中指是多血少气的，加上四指紧靠，说明气更少了。因为气管开，气管化。那么加上乾卦丰满（掌角峰丰满），说明此处的阳气充盛（乾卦在八卦里属天门），使这种人很注重理想，但由于四指紧靠，即四指气弱而使这种人产生了愁怨悲观的情绪。也就是说，如四指不紧靠，掌角峰又丰满的人既重理想又注重实践，办事情就会果敢，理想往往容易得到实现。何以说：乾卦丰满充满理想，四指紧靠，阳气又不充足，造成心理矛盾（即既有理想又多愁多怨、悲观失望）呢？这是从八卦与阴阳气血的理论推导出来的。

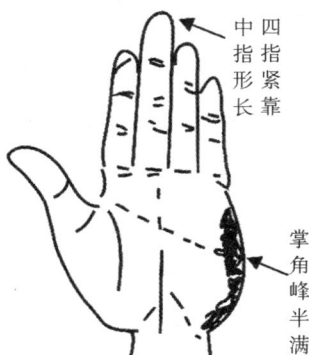

（四）环指（无名指）

环指少阳三焦更加胆经，环指挺长，计多机智；枢纽重地，智能源泉；关联精明、方法、财富；少血多气之乡，鉴别前进与乐观。

关于环指的研究，我确实绞尽脑汁，为什么呢？我查了不少的文献，古代的文献以及现在流行的港澳台的一些书，他们对环指都认为这个手指直接与人的谋略有关系。那么，我就想提出一种经络的理论，看为什么这个手指长得好，这个人的智慧就充足，结果，我发现用中医的经络理论，完全可以解释的。"环指少阳三焦更加胆经"。环指是手少阳三焦经经过的地方，手少阳三焦经经过环指，那么，足少阳胆经在我们脚的第四个脚趾，这样我就跟椐对称原理，第四个手指肯定要跟第四个脚趾相对，那么，胆经肯定重叠在环指里面。找到这个对应关系以

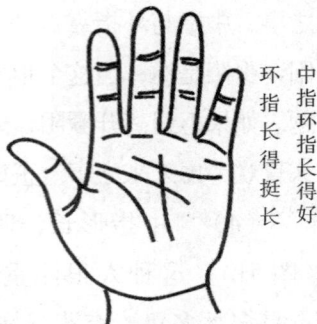

图52

后，用中医的脏腑经络理论就好解释了。因为中医说："肝主谋虑，胆主决断"。"肝为将军之官，胆为中正之官"。肝是将军，胆是中正。而肝与胆又是表里关系，所以一个环指就反映了一个人的谋略、决断能力，考虑问题、判断问题、办事等等的能力，正因为这样，环指长得挺长就说明这个人的肝胆之气旺盛（图52），而肝主谋虑、胆主决断。所以既善于谋虑、又善于决断。故说："此君足智多谋"。有智慧有谋略，而少阳又是枢，我们讲的："环指是枢纽之地、智能源泉，关联精明、方法、财富"，就是说，如果一个人有足够的智力，善于谋略，善于决断，那么他办事就精明、方法就多。如果他是一位企业家，那么他就有办法赚到大批钱财。如果中指、环指挺长，长得好，气血充足，就说明这种人胆气旺，敢于进行，对前途保持乐观。如果环指长得不好，就说明这位同志胆气衰虚，不敢进行，对前途的看法不乐观。所说："少血多气之乡，鉴别前进与乐观"。我们要鉴别一个人有没有进行的能力与勇气，是否乐观从环指反映就可以鉴别的（环指少阳经过之地，少阳属血少气多，故称环指为少血多气之乡）。

这几年国内的一些心理学家在探讨中国的心理学史和心理学思想的情况下，成立了中医心理学的新学科，可见心理学的重要作用不言而喻了。在国外，不管你学什么，做什么行业，都要接受心理学方面的教育。那么要我给大家讲现代心理学或者让大家学现代心理学，这都不是一件容易之事，因为心理学关系到生理、解剖，还要有相应的试验设备。再加上国外的心理学的分支很多。现在心理学分支已经达到七十多种，那么，要全面了解心理学及其进展是比较困难的。可是，我们学气功也好，学中医也好，若懂一点心理学知识就会事半功倍。我就是根据这种想法，给大家补充中医心理学。如果我开一门中医心理学这门课的话，若呆板地跟大家讲，大家会打瞌睡的。所以，就通过望手形象地，通俗的跟大家讲，灌输中医心理学方面知识，让大家在理论的探讨之中能运用结合中医心理学的知识，提高中医理论的效果，目的就是这样，并不是宣传唯心主义的东西。

（五）小指

小指少阴、太阳。心、肾、小肠、膀胱。小指挺直，行动自由，有枢可开，能察变辩途。心主神明，与科学最有关系。肾主收藏，哪能与财富无涉，配属冬令，必与实利有关。

经过小指有两条经脉：一条是手少阴心经，管人的神经系统；一条是太阳小肠经，管人的消化系统。那么，经过脚小趾也是两条经脉：一条是少阴肾经，一条是太阳膀胱经。这样我们的小手指就与心、小肠、肾、膀胱相关联了。那么"小指挺直，行动自由"。讲的是小指挺直（图47）的人肾气充足，神经系统健全，活动就很自由，不会出现大的神经系统疾病。反过来小

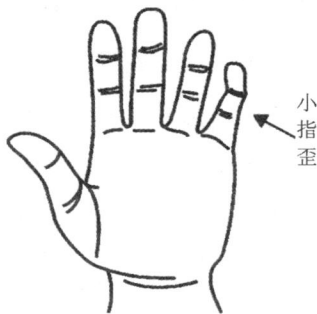

图53

手指歪（图53）的人，有的书中说："小手指偏，老气天"。指的是，如果我们小手指歪，到老了以后得关节炎，天气变化你就痛。那么，手少阴心，足少阴肾都属枢纽，手太阳小肠，足太阳膀胱都属开，枢纽碰到开就说明善于开，这样小指挺直的人，枢纽与开都很灵活（即开的能力很灵活），这种人就善于观察变化。又因小手指是管神经系统的，"少阴心经所在"。在中医有一句"心主神灵"，故与科学最有关联，搞科学一定有聪明的大脑，那么，大脑是神经系统的中枢，所以，小手指长得好的人，大脑发育就好，这样子，搞科学是最好的。

下面是"肾主收藏"。在五脏里面，肝主生，配属春天；夏主长，配属夏天；肺主收，配属秋天；肾主藏，配属冬天。由于肾主收藏，那么小手指好，善于收藏，能收藏就能积聚财富。不过，冬天给我们的一种什么感觉呢？给我们一种严厉的感觉，所以小手指挺长的人既聪明又善于积累财富，但办事情对人很严厉。我们这里有一位同志叫徐老板，

望手指

他的小手指是特别挺长的。你们来看看就知道了。他的小手指长度大大地超过环指天部。这位同志我观察他是相当严厉的，我们有几位同志都被他"克"过，有谁来找他开后门办事，他很严厉的，一点情面都不给的。像我就不行了，我的小手指很短，我的肾，冬令不够，你喊我严厉是不可能的。

三、望手指要点

观手指：宜相指之长短，别节之显否。属宽、属方、属尖。天、地、人三段之质、形、长、短。

（一）四指所主

1. 食指——主欲望、领袖、宗教、自然、财富。
2. 中指——主智慧、悲观、设想、迷信。
3. 环指——主精明、方法、乐观、进取、财富。
4. 小指——主科学、严厉、变化、能力、财富。

（二）按天、人、地来观察

指形尖属天——主音乐、文学、艺术、考古。

指形宽属人——主手腕、方法、商情、人事。

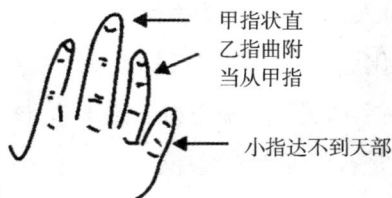

图54

甲指状直
乙指曲附
当从甲指

小指达不到天部

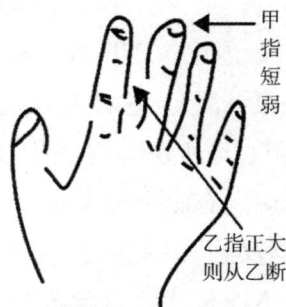

图55

甲指短弱

乙指正大
则从乙断

第一指节形宽——主喜动善变。

第一指节形尖——主感觉灵敏。

第一指节形方——崇尚方式。

（三）察手指各例判断方法

甲指直壮，乙指曲附，应从甲论。（图54）

甲指短弱，乙指正大，则从乙断。（图55）

第一指节长，天份必高。（图56）

第二指节显（肉多），办事规矩强干。（图57）

第三指节壮，唯物是求（千方百计获得物质享受）。（图58）

指短则心急（图59），指长则性缓（图56），节显（关节显）必重谋虑（图60），单一形相何能判断，兼筹并顾方得真情。

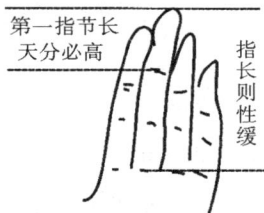

图56

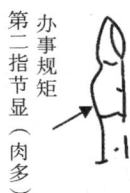

图57

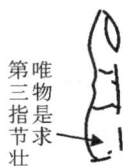

图58

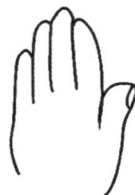

指短掌丰
指短则心急

图59

1. 食指壮直（图61），能进取而多主张。若与中指一样长，为野心家。

2. 环指挺长（图61），终生机智。

3. 中指独大（图48），精细而工愁。

4. 小指挺直（图52），行动自由，长度达不到天部（图54），官场不得意。

5. 四指松散（图62），疏散成性而性喜动。

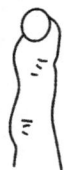

指节显
必重谋虑

图60

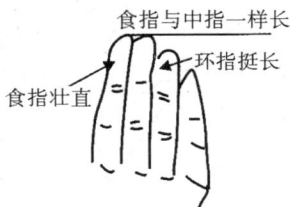

图61

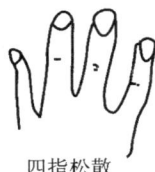

四指松散

图62

· 97 ·

6. 指短掌丰（图59），好争面而当仁不让。

7. 指端内敛（图63），天生直觉。

8. 指方而扁（图64），创业之才。

9. 指有曲直之分，直胜而曲败（图65）。

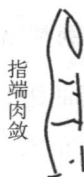
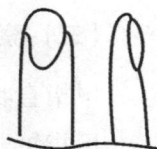

指端肉敛

指方而扁

图63　　　　图64

10. 指节显现（图66），精明强干。

11. 第三节壮（图67），尚物欲而喜安闲。

12. 指直不曲（图68），爽快坦率。

13. 中指紧靠无名指（图49），虽然策划将来，尚需毅力。

14. 中指长，四指紧靠，掌角峰满（图51），多愁多怨，重理想最忌悲观。

15. 中指与无名指分离（图50），焉知将来，乐天成性。

16. 四指分散，指曲而节显（图69），精明干练而短道义。

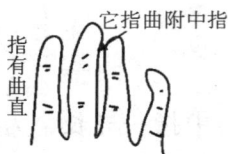
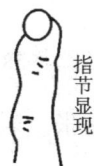
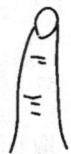
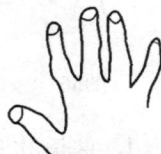

指有曲直　它指曲附中指

指节显现

第三节壮　　指直不曲　　四指分散指曲而节显

图65　　　　　图66　　　　图67　　　　图68　　　　图69

17. 第三指节壮满（图58），重实欲尚物质，饮食男女。

18. 第一指节长大（图56），天资高超，崇尚理学（哲学）能为他人着想。

19. 它指曲附中指（图65），一切行为主以理想依归。

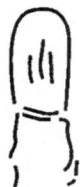
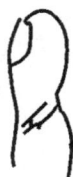
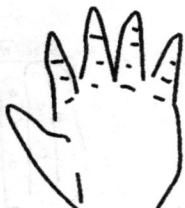
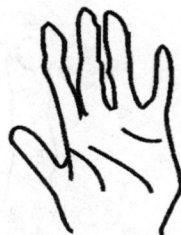

指面起直纹

图70

指大饱满

图71

手指短而尖

图72

指长节露

图73

20. 指面起直纹（图70），必多经验。

21. 指大饱满（图71），血气丰满。

22. 手短，指尖（图72），感觉灵敏，性格偏急。

23. 手指长、节露（图73），天性滞缓而好静、多疑。

24. 指长掌亏（图74），劳而无功。

25. 四指紧靠，自尊，固执而克守。

26. 指杂根错（图75），必有缺点。

27. 指均根齐（图76），意想平均。

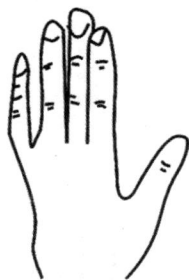
指长掌亏
图74

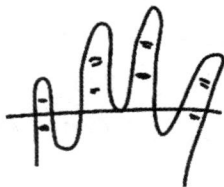
指杂根错
图75

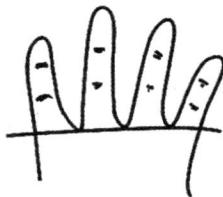
指均根齐
图76

（四）望拇指

人的望诊先在手，手的主要在拇指，能看拇指为入门了。

1. 拇指质地

（1）松软——适应性强，达观随和。若智慧线弱（短、断续、浅等），犹豫不决，若智慧线深，有主见。

（2）坚硬——主观拘谨。若知慧线佳（强、长）能情况用事，若智慧线短、深，固执不化。

2. 拇指形相

（1）质粗形俗：必非佳种。（图77）

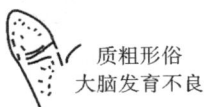
质粗形俗
大脑发育不良
图77

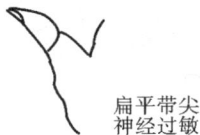
扁平带尖
神经过敏
图78

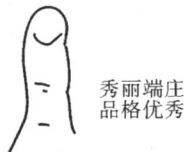
秀丽端庄
品格优秀
图79

望手指

· 99 ·

（2）扁平而尖：神经过敏。（图78）

（3）秀丽端庄：品格优良。（图79）

（4）笨头笨脑：庸俗平生。（图80）

（5）第二指节紧缩：善计谋策划。（图81）

（6）拇指内握：性格内向阴湿（阴险）。（图82）

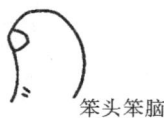
笨头笨脑
图80

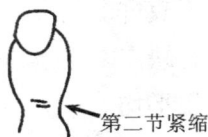
第二节紧缩
图81

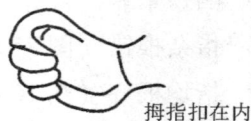
拇指扣在内
图82

（7）第一节后倾：流财之象。（图83）

（8）拇指内弯：必工心计。（图84）

（9）拇指外弯：成少败多，操劳终生。（图85）

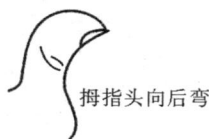
拇指头向后弯
图83

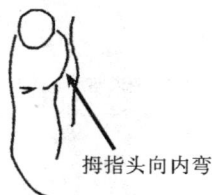
拇指头向内弯
图84

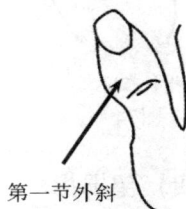
第一节外斜
图85

（10）大鱼际肌突然丰隆：血压必高，意气用事。（图86）

（11）蛇头拇指：平俗一生。若鱼际肌丰隆，智慧线短，凶暴之徒，若智慧线长，手品质好，最多闷气，事与愿违。（图87）

（12）拇指第一节小：知足常乐。（图88）

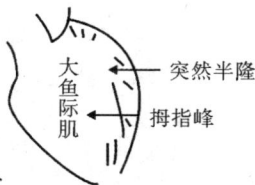
大鱼际肌　突然半隆　拇指峰
图86

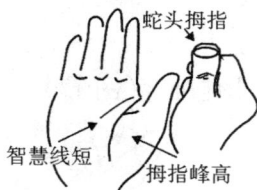
蛇头拇指　智慧线短　拇指峰高
图87

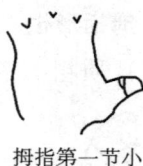
拇指第一节小
图88

（13）拇指第一节大：好胜成性。（图91）

（14）拇指短小：善变、灵敏、缺少毅力、个性软弱。（图89）

（15）拇指高大：固执、独裁而有克制。（图93）

（16）拇指紧靠：自私、拘谨、喜静。（图92）

（17）拇指下落：爱群、好动、富有同情心。（图90）

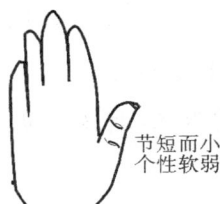

节短而小
个性软弱

图89

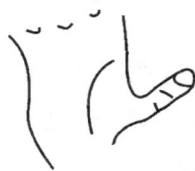

拇指下落

图90

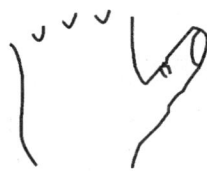

拇指第一节大

图91

（18）拇指干瘦：不讲理。（图94）

（19）拇指节大有力：本质强盛。

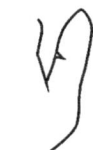

拇指紧靠

图92

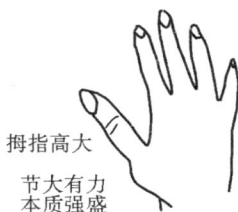

拇指高大

节大有力
本质强盛

图93

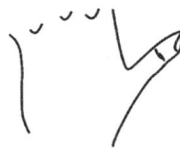

拇指干瘦

图94

（五）看手指诊病

1. 食指：第一节看腕关节，第二节看肘关节，第三节看肩关节。
（图95）

2. 中指：第一节看颈椎，第二节看背，第三节看腰。（图96）

3. 环指：第一节看踝关节，第二节看膝关节，第三节看股关节。（图97）

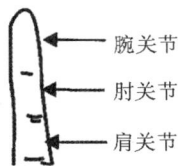

腕关节
肘关节
肩关节

食指　图95

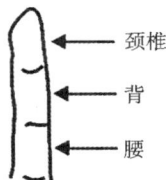

颈椎
背
腰

中指　图96

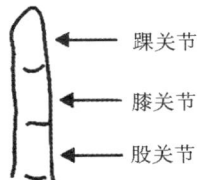

踝关节
膝关节
股关节

环指　图97

望手指

以上方法对诊断疼痛点最管用，因为青黑主痛。如：腰痛——看中指末节，如左手的颜色比较色青晦暗，则腰痛偏左，反之偏右。又如：胸痛——看两大鱼际肌，左右对比其颜色的青晦暗度来定病主那一侧。而手指歪主要主结构不稳，容易犯与其手指有关联的病症，如：小指歪——小指主腿，故易小腿瘸（或家里有人小腿瘸）。又如中指，若第一指节歪，若出现青暗色主颈痛及颈椎疾患，若不现青暗色，今后也会患颈椎疾患。若第三指节歪，颜色呈青黑，说明其曾腰扭伤或患腰椎增生。如颜色正常，今后肯定会犯腰痛病症。

任何人，迟早都要暴露身体的缺陷，这时，我们将因此而免不了会遇到困难。如果你认为无法改变自己的弱点与缺陷的话，最经济的方法就是扬长避短。那么，一些看来无法克服的困难，终将被你的智慧克服掉。

第五讲

望 指 甲

一、望指甲总论

肝荣于爪，按五行，五方，八卦。拇指甲，东西中；小指甲，南北交；食指甲，西南连东南；中指甲，东南有西南；最奇无名指，环周可配四隅，若论形状，圆阔宽窄长短；显象四时五位之性，若论质地，明亮红白洁污，昭示春木风气情；最宜明静、细结、色红润。过红亢因火，暗白亏由金。若夫甲形圆蛋，爱美艺术，由乎元亨。甲形短阔，独善批评（才气横溢，可做批评家），困于利欲。扁圆之形，夏秋之交，心火燥盛（扁主坤不足，圆主乾天，故呈阴衰阳盛之状），甲形上大下小，临事畏缩，收藏之地。指甲方形，循规守法，注重方式，明示地坤之德。手指状大，甲形小，何来昭明肝胆（肝胆气虚不能主谋虑决断），必定拘谨固守。手指壮大甲形阔大，肝胆气畅，坦坦率率直言之君。甲形狭长，理想、迷信，因于春元（肝主谋虑也主直觉。故甲长的人善于理想，理性的东西是摸不着看不见的东西）。甲形细小拘谨、秘密、内向，因于冬贞。甲形特短，争辩不了（肝气充盈），天地气急。甲满包指，心肺有病，肝火旺之所为。甲见高低，刺激非浅，肝郁而难得疏泄。甲现直纹，神衰开始，肝虚所致。甲形圆蛋，手指尖象，掌角峰高，春夏盛情，必因艺术而成名。甲形圆蛋，拇指后倾，地部短窄，爱美挥金少积聚。

二、望指甲

指甲，也是望手里面的重要内容。从指甲，我们可以看出脏腑的病变，也可以看出一个人的喜怒哀乐。从中医来说是由肝所主的，所以说："肝荣于爪"。为了从指甲看出人的全身的情况，还需将指甲按五行、五方、八卦来分属，那么，怎样将指甲分成五行、五方、八卦呢？像"拇指甲，东西中；小指甲，南北交……"，这种分法是我提的，我想试一试，没有古书这么提的，也没有这么记载。我在研究指甲的过程中，就是说我在研究这些相学、气功、中医等等，我就会首先考虑中国人认识客观世界到一定程度以后，他们找到些什么样子的认识模式，也就是说他通过什么模式来考虑世界的，或者反过来说他把世界归纳成一个什么模式，而中国人认识客观世界的模式是把客观世界看成几种简单的模型：五行（金、木、水、火、土的相生相克）是一个；河图、洛书是一个（河图指的是：天一生水，地六成之；地二生火，天七成之；天三生木，地八成之；地四生金，天九成之；天五生土，地十成之。洛书是：戴九履一，左三右七；四二为肩，八六为足）。八卦是一个（八卦分为：先天八卦和后天八卦）；太极图也是一个。除了这样以外，在每一个学科里面都有一个在这种总体认识客观世界的模式指导下产生自己这门学科的独特的模式或独特的模型。比如说：在中医，它就有一个藏象模型，还有一个经络模型，还有一个"五运六气"模型。那么在气功里面，它有没有模型呢？它也有，各家各门都有它的一些基本模型。比如说：道家，它就很重视任脉、督脉，小周天以及大周天的模式。这些东西（即刚才我讲的模式），都是宝中之宝！它是最简单的，又是最重要的。那么，学气功也好，学中医也好，学古代文化也好，能真正地领悟这些模型的真实含义，经常反复地考虑用这个模型去分析问题，经过一段时间，你一旦能驾御这个模型，你就会感觉豁然开朗，就会得到气功、中医、古代文化的真谛。可是，有些同志不大认识这些模型的重要意义。比如，我们所讲的"太极图"模型有没有用呢？太极图模型太有价值了！它是根据天体的运动对地球上的一个晷表的投影而总结出来的。我们已经讲过在夏至这天，这条八尺长的晷表的投影是最短的，而冬至这天是最长的。那么这些有什么意义呢？比如说：我们碰到一个问题，为什么北方人会长得这么高大，南方人长得比较矮小？因为在夏至这一天主要是南方用事，晷影这么短就是阴少；而人形体的气血——有形的东西属阴的，无形的东西属阳的。南方人得阴少，所以他就矮小。那么，冬至这一天呢，晷影就很长，北方用事，所以北方人得阴，北方人就长得高大。可是，我也到过北方，北方人说：南方人为什么这么聪明啊？古代文化都在江浙一带，都在南方一带，不在我们吉林啊、黑龙江啊？我说：你不要眼红啊，因为精神活动需要的都是阳气，而不是阴。南方人这么矮小了，天的阳气就多，精神文明的创造就多。你们北方人得地的阴就多了，天地是大公无私的，它给这样多了，给你那样就少，要是你比南方人更聪明，那么南方人不就吃亏了吗？我举这简单的一个例子，说明天下间的什么事情都无法逃出阴阳支配。那么，要领悟阴阳，就要好好地研究"太极图"，我们还要在对这个太极图的理解过程中去反复验证与思考。我们的祖先（指的不是创"太极图"的人，因原创下来的"太极图"在传下来的时候失真了），古人对"太极图"产生了误会，由这些误会就造成了一些不正确的说法，这种说法就叫做"封建迷信"。打个比方，不知道你们这里有没有，我看书是有的，两广是有的，五月初五，如果家里的老婆生出一个女儿的话，全家都不高兴了，如果五月初五这个媳妇生下一个儿子的话，家人就会非常高兴，据民间流传："五月生男中状元，五月生女克父母"。这里面有没有道理呢？有道理，可是不是真的道理，它的错误是对阴阳的错误理解，我们先讲它是怎么错误的理解的，每一年农历五月都有一个节叫夏至，到夏至以后，天的阳气虽然还是旺盛，但已经开始逐渐减少了，地的阴气也就开始慢慢上升了、长了。刚才我们谈的那条晷影慢慢地变长了，长到一定的程度秋天来了，再长到一定的程度冬天就来了。本来由万物很旺盛的夏天，由于这条晷影的一天天的增长，万物潜藏的冬天就到了。而太极图是通过晷影的长短来刻画一年四季阴阳二气的分布图表，可是那些算命先生呢，由于错误理解了"太极图"，就认为父母想要长寿，最好在五月增加阳气，不要增加阴气，让这个暑影不延长，你就这么短好了。那么，男孩子是阳的，在夏至一阴生的时候，生出一个男孩就可以对消那个阴，使父母寿命长。所以才有"五月生男中状元，五月生女克父母"的这种错误说法。好了，我们下面继续讲望指甲。

望指甲，要看指甲的形状。要论形状：圆、方、阔、窄、长、短。这跟四时、五味有关系的。圆的指的是春天，是中土；方的是属坤，指的是秋天；短的是冬天，那么长的指的是夏天。

"若论质地，明暗红、白、洁、污"。看它是明暗的还是红白的，是干净的还是不干净的。"昭示春木风气情"，因为爪由肝来主，所以颜色应对肝气的情况。"指甲最宜明净细洁色红润"。指甲以明亮的、干净的、细腻的、没有污点的、偏于红色的为好。"过红亢火"，如果甲色太红了，这是高血脂，高血压啊。"暗白亏由金"，如果指甲色是暗白的话，说明是金克木。

下面是一个个地解说甲型：

园蛋	扁圆	短阔	上大下小	方	阔大
图98	图99	图100	图101	图102	图103

1. 甲形圆蛋：指甲的形状圆得像鸡蛋一样的人（图98），爱好艺术，由乎元亨。

2. 扁圆之形：指甲比较扁圆的人（图99），心火燥。

3. 甲形短阔：指甲比较短而宽阔的人（图100），可以当文艺评论家，喜欢批评人。

4. 上大下小之形：指甲明显呈上大下小的人（图101），临事畏缩，（讲得好好的，到真的要干的时候又不干了）。

5. 指甲方形：指甲形状比较四方的人（图102），注意方式，办事会按照条条框框去办。

6. 手指状大甲形小：手指长得比较饱满，可是指甲对应手指显得小了的人（图107），何来肝胆，必定拘谨迟守，因为指甲是由肝气来管，肝主谋虑，胆主决断，肝与胆是表里关系。那么，这指甲小说明他肝胆之气不够，办事情呢，必定拘谨迟守。这是指所有的手指，那么若有不一样的就兼而有之，有圆的这个你就有爱好艺术的气质，有一个是短阔的你也懂得批评人家，那么你又有一个是小的话你又有畏缩的情绪，所以，要看有几个情况后，才可统一来评分的。

7. 甲形宽大（图103），坦率之人，像徐老板，我知道他的性格就是这样的，他指甲较宽大，是个坦率之人，请你们看看自己的指甲是小的还是大的。

8. 甲形狭长（图104）：理想、迷信。

9. 甲形细小（图105）：拘谨、秘密。

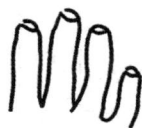
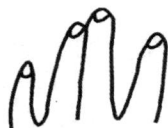

长狭　　　　　细小　　　　　指甲特短　　　　手大甲小　　　　甲似脱离
图104　　　　图105　　　　图106　　　　　图107　　　　图108

10. 甲形特短（图106）：争辩不了。我们有某些同志，为一点点事就跟人争吵，你看他的指甲的形状是比较短的，他的气机一下子就窜上来了，就跟人争吵了。

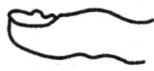

甲满包指　　　　　　　甲见高低　　　　　　　甲起直纹
图109　　　　　　　　图110　　　　　　　　图111

11. 甲满包指（图109），心肺有病。心脏病，肺有病的人指甲很饱满，好像把整个手指包起来一样。

12. 甲见高低，指甲表面一高一低像波浪形的（图110）是精神受刺激而产生的。

13. 甲见直纹：指甲见一道道的直纹（图111），这是神经衰弱的开始。

14. 甲形圆蛋，指甲长得很美像圆蛋，而十个手指又长得比较尖，

望指甲

掌角峰又比较高（图112），这种人从事艺术往往会成为著名的艺术家。

15. 甲形圆蛋，拇指后倾，地部短窄（图113）爱美挥金少积聚。

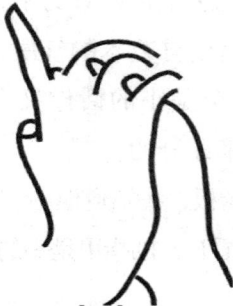

秀丽活泼掌角峰高，
指尖甲形园蛋
图112

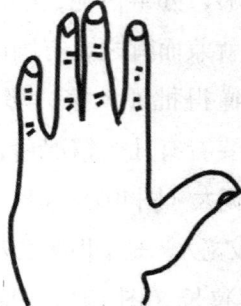

第一指节短而窄
拇指第一节后倾甲形蛋园
图113

三、指甲与五行、五方、八卦

1. 拇指甲，东西中：东－木－震；西－金－兑；中－土－坤。故拇指甲所含的方位有东、西、中，五行有木、金、土，八卦有震、兑、坤。

2. 小指甲，南北交。南－火－离；北－水－坎。故，小指甲所含的方位有南、北，五行有火、水，八卦有离、坎。

3. 食指甲，西南藏东南。西南－坤－土，东南－巽－风木。故，食指甲所含的方位有西南、东南，五行有土、风木，八卦有坤、巽。

4. 中指甲，东南有西南。东南－巽－风木，西南－坤－土。故中指与食指所含的方位、五行、八卦是一样的。

5. 无名指甲，环周可配四隅。四隅－坤、乾、巽、艮。即：西南、西北、东南、东北方位。

周易的"风"是含有调情之意，如辞："风马牛不及"之意是指牛不会找马调情。故，看指甲了解一个人的风情很有意义的，因肝荣于爪，而肝由厥阴风木所主。

![第六讲]

第六讲

望指纹与手质

一、望指纹总论

指纹分为二类：曰箕、曰斗。圆者为箕，散者为斗；圆富集中，加强该指之性；散示漫乱，削弱手指特色；部不均称，十指全箕亦属下品；各部皆优，十指全斗当不失格；正反逆从，但凭箕斗成败难断；某指本质素弱，因其箕弱得正助，可成格局；某指本质素强，因其箕过强则亢，倒成败笔；理难尽言，全凭默识。

二、谈指纹

指纹分：呈圆圈纹的称为箕，呈不成圆圈纹的称为斗这两类。而箕
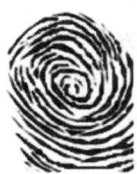 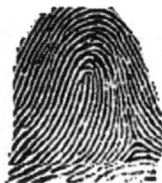
为阳，斗属阴。由于我们的手指分属三阴三阳。属阳的最好配阳，属阴的最好配阴。如：环指配属手少阳三焦经属阳，如果两个环指的指纹是箕的话，这个人的身体状态就好，属百岁老人之相。如：中指是手厥阴心

箕　　　　　　斗

胞经经过属阴。如果中指的指纹是斗的话，这种人能冷静泰然处事，胸怀宽。如果中指指纹是箕为阴中得阳，这种人会出现阴阳状态（即冲动与冷静），而产生情绪波动。又如：小手指是手太阳小肠经、手少阴心经经过，故既属阳又属阴，所以小手指指纹是斗的或是箕的都好，若小手指指纹属箕的太阳气盛，属斗的少阴气盛。

望指纹与手质

三、望手质

血肉为质，量度气与神，细软柔润第属上品，粗陋坚硬明显下格，内含弹力，能伸能屈，腹藏滔略，质厚多毛唯物实欲兼具血性。若夫手软质松（图114），生性慈悲重艺术而富柔情，似有肌肉（图115），意志坚强尚工艺而多操劳。似有弹力，人部显现（图116），能再接再励，适合从政、律师。手质非下格，形长指方而扁（图117），策划精细，能干会计、建筑。手质不俗，指尖窄长（图118），思维敏捷，艺术细胞富理想。指宽掌方（图119），生性好动，实事求是，最宜机械工程。哀哉，肉实骨坚（图120），格局粗陋，体力有余少智慧。质硬、形杂、气浊、纹乱、色俗（图121），劳碌奔波兼缺收成。妙乎，质柔色润气秀纹明，指端掌方（图121），办事强干最重方式。原夫指能后倾（图122），随机应变。伸手如握，四方木头，不倾不握（图123），中庸之道。色润质柔，拇指短（图128），知足善良。小指灵活（图129）聪明天赋。四指紧握（图125），决断证象。手如挂尸，必定懒汉（图127）。奇哉，动作巧妙（图125），画龙点睛，梨园名流。

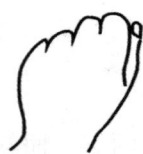

手软质松

图114

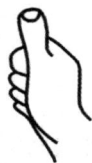

似有肌肉

图115

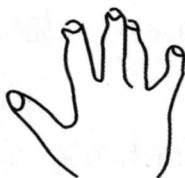

似有弹力第二指节现

图116

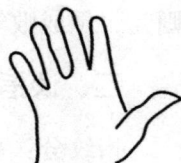

指方带扁手形长

图117

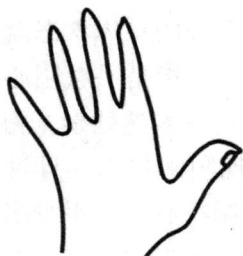

指尖秀长

图118

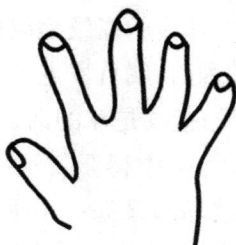

指宽掌方

图119

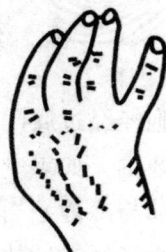

骨坚肉实皮粗

图120

· 110 ·

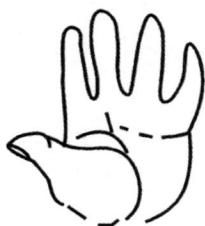

骨硬形杂气浊
纹乱色俗
图121

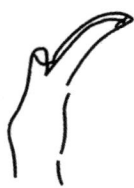

指动后倾
图122

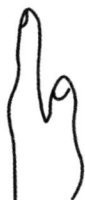

中庸适当
图123

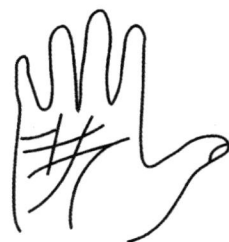

指端掌方色润气秀纹重
图124

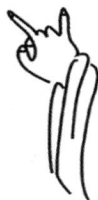

处置适当动作巧妙
图125

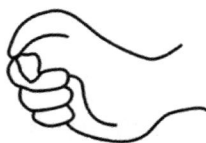

四指紧握
图126

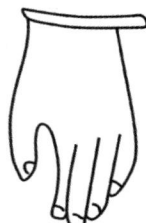

手如掛尸
图127

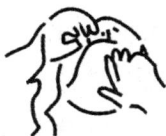

小指活用
图129

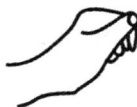

色润质柔
图128

　　手的质地好坏，是与人的阴阳二气在体内的分布得当、充盈或虚亏有关。如气血充足则手质肉多，质柔，色红润。若过盛则肉多质硬色过红，所以说："血肉为质，量度气与神"。

望指纹与手质

第七讲

望掌指峰

一、望掌峰总论

"掌峰布八面，中央曰掌心，显示天地造化，人神感应，六欲七情"。我们通过掌心可以诊断人与神的关系。"神"，我们已经知道，它不是一个真正的人的形象。"神"，是宇宙的信息，可以显示六欲七情。我们练功很注意掌心。现在不少书说是"劳宫穴"。那么，"劳宫穴"所在的位置跟掌心有点点偏差。这个掌心啊！可不得了，在传统文化里，这个掌心叫明堂。掌心是密切跟宇宙发生联系点的，跟春、夏、秋、冬气温的变化都可以通过掌心反映出来的。它不是很具体的，是一个系统性的。总之，望手，最重要的一个位置——明堂，也就是掌心。

它不但是人神与外界联系能力强弱的体验，它还能显示出这个人是否决断能力强，对人热情与否。那么，掌心低平、缺陷，它的人神与外界联系的能力就差，这个同志就喜欢安静，对别的事情缺少一种热情或同情。

那么，每个人都有掌心，每一个人给你看，你都看掌心。同样的颜色，可是你说他这样，说她那样，再说另外的又是那样、那样，为什么答案都不相同呢？这在数学上就有不定解方程，而不定解方程就是没有一个固定的答案，它有很多种答案，至于你选什么答案是跟据你要解决的实际工程问题而决定，那么，这种不定方程解它还有一个工程要求，还可以指出在什么情况下选择什么答案，而人要通过某部位看某个东西，它就像这个方程一样，它既有答案又没有固定的答案。

二、望掌峰

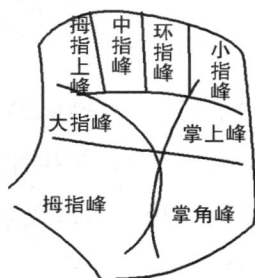

力　静　智　动

拇指峰　　　　　　情爱同情血气热情好君音乐施舍
拇指上峰　　　　　前进放胆
食指峰　　　　　　欲望财富领袖自然
中指峰　　　　　　智悉设想悲观迷信
无名指峰　　　　　精旺艺术前进乐观希望方法
小指峰　　　　　　动速活泼表白严厉科学
掌边峰　　　　　　勇敢抵抗冷静沉默胆量
掌角峰　　　　　　自私求知推测理想空洞神私

图130

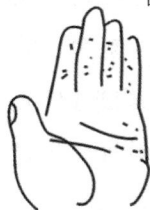

掌峰丰满

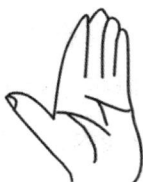

全掌低平

望掌峰布八面，中央曰掌心（图130），显象天地造化，人神感应，六欲七情。丰隆饱满（图131），加强该部特色，富热情而尚肝胆，低平倚缺（图132），削弱该部之性，爱性静而乏同情。切记部位中正者成，倚倾者败。倘若甲峰成乙峰败，则依甲断，甲峰倚倾乙峰可从乙解。人事万千，变幻风云，日常依靠精专博览，临诊全凭心血来潮。

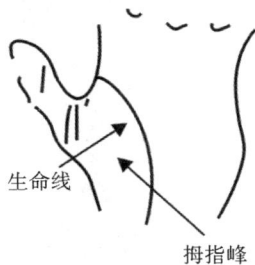

生命线

拇指峰

图133

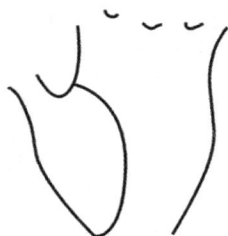

拇指峰满润

图134

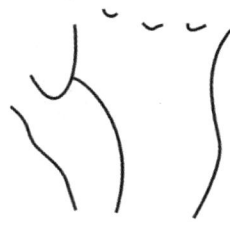

拇指峰低窄小

图135

· 113 ·

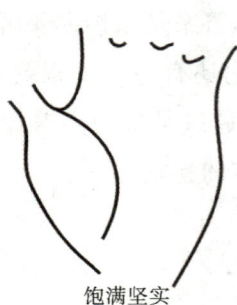
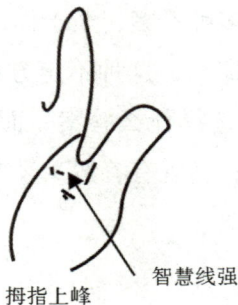
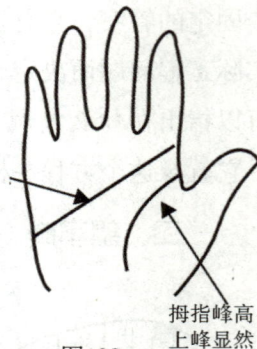

饱满坚实　　　　　　　拇指上峰　　智慧线强　　　　　　　　　　　　拇指峰高
上峰显然

图136　　　　　　　　　图137　　　　　　　　　　　图138

拇指峰：生命线旁隆处，包容拇指地部（图133），此峰满润尚社交，爱运动喜音律，博爱同情，以群为乐，工作实事求是，平生慷慨解囊（图134）。低平窄小（图135），消沉用事，自暗退思，缺乏热血。饱满坚实（图136），心争易怒，刚腹自用，实干硬干，不谙巧计，到头来得了中风，反受病欺。原夫拇指峰，艮卦之地，寄藏魂魄意。爱情、热情、同情，依仗肝之疏，血气魂魄，制属肺肝，好群施舍、音乐。归根开、合程度：配纳角、宫、商。拇指上峰属震卦（图137），罢极之本，取决于此，位于拇指峰上，生命线内，审察前进勇气，创造能力，显则有胆，缺则无志。

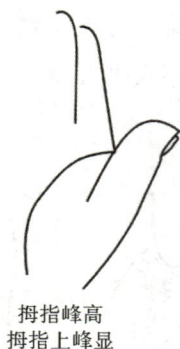
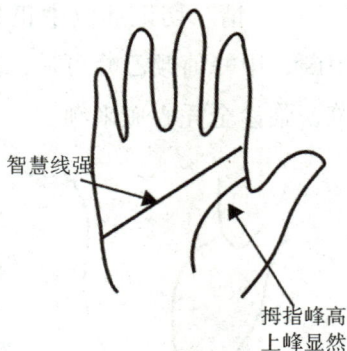
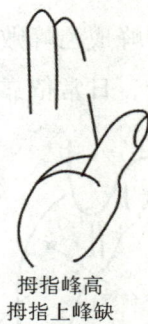

拇指峰高　　　　　智慧线强　　　　　　　　　　　　　　　拇指峰高
拇指上峰显　　　　　　　　　　　　　　　　　　　　　　　拇指上峰缺
　　　　　　　　　　　　　　　　　　　拇指峰高
　　　　　　　　　　　　　　　　　　　上峰显然

图139　　　　　　　　　图140　　　　　　　　　　　图141

上峰显然，拇指峰高（图139），雄赳赳，满腔热情。

若得智慧线强（图138），敢于斗争，善于智取。

上峰缺如，拇指峰高（图141），空有热情，难以坚持，只有一鼓作气，若然智慧线弱（图142），常作斗败公鸡。

食指峰：拇指峰上，位属巽卦正春分之地，（图143），万物出乎此，地户之所在。审察欲望大小，最难下断语，低平倚缺，劳碌无疑，丰满中正，一心仕途，志在千里，讲究地位荣誉爱财富，忠贞旷达，气节高超，洋洋乎有大将风度，此等人最宜详察，

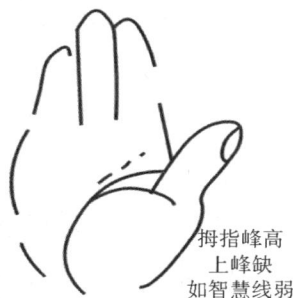

图142

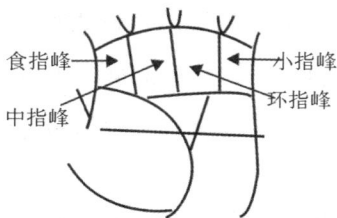

图143

免得鱼目混珠，亦有专制独裁，为达目的不择手段，免不了心毒手辣，强悍凶暴。

中指峰：傍依食指峰，离卦之份，厥阴独主，幽静之地。（图143），丰满中正为成局，还应中指壮直大，他指依附，静默善虑，智慧先觉，追求自然，彬彬有礼，此种格局，亦有悲观愁怨，吝啬孤辟，不近人情。

环指峰：环指之下，心线上，离卦之地，少阳所主（图143），丰满不偏曰成局。爱美好动精进，知机应变，随遇而安，四海为家，智慧聪敏，焉知老将至，白发当年少。若配指甲，甲短形俗，夜郎自大，好虚荣，最是奢华浪费，更有自作聪明，骄横无常，乱行施为。

小指峰：小指之下，心线之上，配属坤卦（图143）。此处狭窄，儿女必少，此处宽阔，儿女成群。若是小指爽直，上抵环指天部，峰形饱满，格分二途：一则科学头脑，数学天赋，直觉敏锐，思维活跃，口才伶俐。另则阴险狡诈，缺乏信义，不知廉耻，为达目的，施展手段。

掌边峰：小指峰下，掌角峰上，属兑卦正秋分之地，心经线循沿其

· 115 ·

上，智慧线趋越其下界（图144）。此处饱满，遇事冷静，毅力可嘉，固守稳进，坚持防御，再接再励。掌边峰缺，心智不足，毅力缺乏，畏缩放弃。

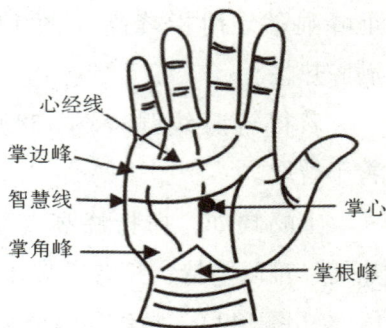

图144

掌角峰：掌边峰下腕横纹上，位处天门乾卦（图144），平满不陷为成局，丰隆饱凸为强盛，内分二部各有所主，上属事理推测，满者情理用事，判断正确，下为空想猜疑，丰者不切边际，纷纷胡思，掌角峰满，重策划富理想。艺人演戏模仿真切，唯妙唯俏；作家著述笔下生花，淋漓尽致，掌角峰缺，一天和尚一天钟，那有什么理想，突然丰隆，手形长尖，智慧线降落下半部，理想胜过实力，多疑少决，想入非非，至身乌托之邦，寄情于恍惚之间，转至神经衰弱，心悸怔忡。掌角峰与掌边峰，丰隆饱满（图145），富理想，不畏征途险，生就敢登攀。若夫二峰低缺（图146），一旦遇挫折，不是掉头就跑，就是畏缩不前，掌角峰满，掌边峰缺（图147），心地善良、慈善、宗教思想与世无争。中指壮直，掌角峰成局（图148），空想主义，悲观愁闷。

掌根峰：位于腕纹上，拇指峰与掌角峰之间，属坎卦之地（图144）。审察肾元及办事能力，处事果断之处。平满光润，肾元充沛，办事能力强，处事果断，陷、昏暗则为肾亏，办事低能，处事优柔寡断。

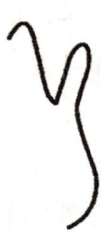

掌边峰掌角峰
丰隆满饱
图145

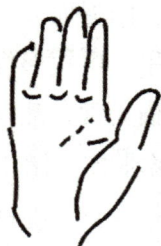

掌边峰掌角峰低缺
图146

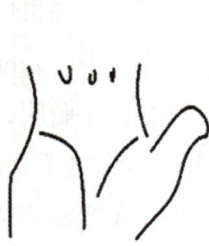

掌角峰满掌边峰缺
图147

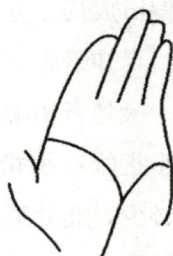

中指领袖掌角峰成局
图148

掌心：居中央，最宜中正。掌心平满，实力充裕，掌心低空，实力衰虚。掌心低倾生命线，家庭麻烦难改变，掌心低向掌边，处世常遇逆境。掌心低偏下，先天不足，未老先衰，倾上指下曰峰，前进缺乏勇气，办事缺少毅力。

三、望指峰

拇指峰："拇指峰，生命线旁然处，包容拇指地部"。整个大鱼际肌，整个生命线包围过来的大鱼际肌称为拇指峰（图149）。

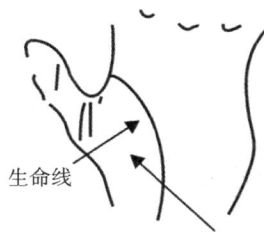

生命线

图149

1. 拇指峰满润——饱满而明润（150），喜欢社交活动，喜欢音韵，博爱同情，以群为乐，工作实是求是，平生慷慨解囊，很大方。

2. 饱满坚实，拇指峰如果饱满坚实，即拇指峰肌肉发达的同志特别要注意：如果这个拇指峰肌肉发达又很硬的话，容易得中风症，它在八卦里分属艮卦。艮卦在后天八卦里在东北方位，艮卦是属山的。那么，通过拇指峰就可以看出这个"山"的阴阳二气的比例如何。掌峰大露（高大），就说明这座"山"阴阳二气很好，如这座"山"只长些小草，这座"山"的阴阳之气就不平衡，如果这座山秃秃的没有生机，就没有什

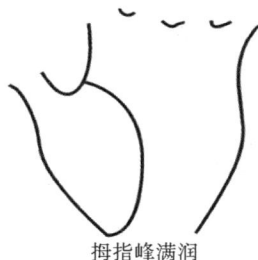

拇指峰满润

图150

么阴阳之气了。所以人的爱情方面的信息，对人的冷热度方面的信息都取决于拇指峰，从这个拇指峰就可以看出爱情、热情、同情来了。

中医说"肝藏魂，肺藏魄"。关于"神"、"鬼"，大家都已知道了，而"魂魄"大家还没有了解，现在我们讲"魂魄""神鬼"科学的概念，它的价值与意义比万有引力更大。"鬼者归也，神者伸也"。任何一种物质，都有它组成生命的一面，也有它构成死亡的一面，而组成生命的这一面就是"神"，构成死亡的一面就叫"鬼"；所以"神者伸也，鬼者归也"。那么，在我们天人背景上，看到天上还有些什么东西呢？

我们还看到两样东西。一个是将要打雷闪电下雨时候的"云"，有这种"云"才可能打雷闪电下雨，那么这种"云"呢，有给我们知道的一面，即：将打雷闪电下雨时的一面，而现在我们看到要打雷闪电下雨的"云"没有了？那么，在哪呢？我们知道它走了。我们发现空中将要打雷闪电下雨时候，看见的这种"云"不见了，这种具有两面性的东西就叫做"魂"。"魂"就是由这个"云团"结合起来的时候就要打雷闪电下雨了，当打雷闪电下雨后就没有这个"云团"了，看不见它了，就叫做"魂"。

那么，还有月亮来时，我们看见月亮是白的，白白的。这月亮走了，到了初一看不见月亮了，这个月亮去哪啦？归了，"鬼者归也"，月亮回到它躲藏的地方。那么，到时候它来了，它来的时候我们看见一个明亮的月亮，那么它走了以后，我们看不见了，它又到了哪里去呢？古人认为这是物质的二面性，当你看到的时候是明亮的月亮，你看不见的时候只看到黑的一面，不管怎么样，月亮都有能给我们看见的一面，也有给我们看不见的一面，那么这个东西叫做什么呢？它就叫做"魄"，白色的你看见了，走了，黑色的你看不见了。这种就叫做"魄"。魂魄不是迷信的概念，它恰恰是辩证唯物主义揭露了事物的两重性。我们想，我们现在能有什么比较好的科学概念，用一个字来反映这个事物的二重性呢？还是很难很难。所以我认为：比如说"鬼神"它利用了"神"也利用了"鬼"来刻画物体的二个不同的面，"魂魄"呢？又比"神鬼"更高级了，同在一个物体的里面刻画了物体的二个面。这是我们中国人象形文字在记载宇宙信息这个角度上，比西方的文字发达的明显的根据。可是这种东西，你讲首先在天文背景上，你说要打雷闪电下雨看见的"云"，这个"云"打雷闪电下雨后又看不见了；这种叫作"魂"。那么，在人这种魂的现象是什么呢？古人知道，人也有两重性，他醒过来能看见自己的世界，他闭上眼睛躺下睡过去了，他什么都不知道了，那么源于这种清醒与睡眠状就是一种"魂"的状态。那么，是谁让这个"魂"跑出来让你看见人的客观世界，又是什么东西使"魂"藏起来休息呢？中医认为是肝脏的作用，所以就有"肝藏魂"、"肝主魂"。就是说，当肝脏出了毛病以后，它就是睡眠，想睡眠，严重时会处于肝昏迷状态。如果，我把肝脏"藏魂"的毛病治好了，肝可以自由自在地"主魂"的时候，该睡就睡，该醒就醒，你的病就好了。

是什么东西使人对光线有一种感觉，知道这个发亮，知道颜色的变化？又是什么东西使我们失去对颜色的观察呢？在中医叫作"惑"，这个"惑"正常，他就看到五种颜色，这个"惑"不正常，那就得了西医的色盲症。我们前面这个"白"不光是指明亮的"白"，也是颜色的"白"，所以有些同志想通过中医理论来治疗色盲，行不行啊？行！不过你要抓住中医的"肺"，其它的你就不要管。抓住了"肺"，你调好这个"肺"机能，那么你的眼睛就能对五种颜色进行准确的判断；也就是说，如果你"肺"的功能差，就不能对五种颜色进行准确的判断，你就是西医所说的色盲了。那么，这个调节颜色辨别能力是由什么脏腑来调节呢？中医理论认为是"肺脏"，"肺藏魄"。有些西医大夫或者有些搞马列主义理论的哲学家认为中国古人的概念都是神秘的，什么神啊，鬼啊！都是扯蛋的，大家听我讲了"神鬼"、"魂魄"，说明了它们的源由以后，我想大家就会不同意他们那种武断的说法。那么我们就有足够的勇气为"神鬼"、"魂魄"原来的含义而申冤，这是科学，科学的概念。

明白了"魂魄"原来的含义，这有什么作用？我们就可以通过拇指峰来判断是否好群、施舍、喜欢音乐。因为通过拇指峰的大小，可以看它们的开与合的程度。那么，下面那句"配纳角宫商"，这指的是五行纳音，是很有意义的用字诀。实际上是指把不同的声音来调脏腑的气血。在五行里面，木配的是角音；火配的是徵；土是宫音；金是商音；水是羽音。

"拇指上峰配属震卦，罢极之本，取决于此"。《黄帝内经》有这么两句话"肝为罢极之本，职责取决于胆"。这是《黄帝内经》里面两句

· 119 ·

令人头痛的话，目前我认为二千多年的注家的解释都没有注释得清楚。我的学生里面有本科生，也有研究生，除了想培养临床上的高明医生外，也很想培养我的学生成为中医学的栋梁。我已经对刘老说："你的儿子（刘力红），今后可以作为中国中医学的栋梁，是栋梁之材"。那么，我在写讲义的时候，会牵涉一些比较深奥的理论，而我对这些理论都有自己的看法，会有一种很显浅的表达解说方式，可是由于时间关系，这里我就不跟大家详细讲了。

审察一个人，有没有进行的勇气了，有没有创造的能力，拇指上峰显的话，是有胆。缺少的话，是没有志。拇指上峰显，智慧线又长得好（图151），这种人敢干斗争，善于智取，是一个智勇双全的人。拇指上峰是看人的热情度，人的智慧那么，拇指峰高，拇指上峰缺（如图153），空有热情难以坚持，只宜一鼓作气，若然智慧线弱（图152），此君常如斗败公鸡，垂头丧气。

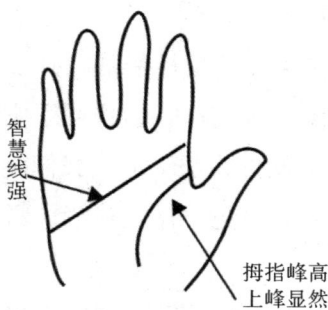

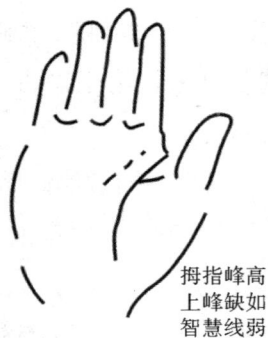

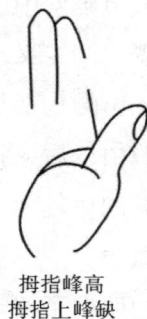

图151   图152   图153

拇指在望手中占重要地位，而拇指峰是整个拇指地部属艮卦之地，寄藏魂魄意，"肝主魂""肺主魄"。而艮卦属山含土，脾属土，"脾主意"。所以，厥阴肝主合属角音；太阴肺主开属商音；太阴脾主开属宫音。而五行配五音（如图153），五音的相生相克与五行的相生相克同理。如：在中医有利用五音的五行相生相克的原理来治病。如：用音乐治疗肝气郁结症，就要采用以商音为主的音乐，如"冰山上的来客"，因金能克木，对肝气郁结有疏泄作用。

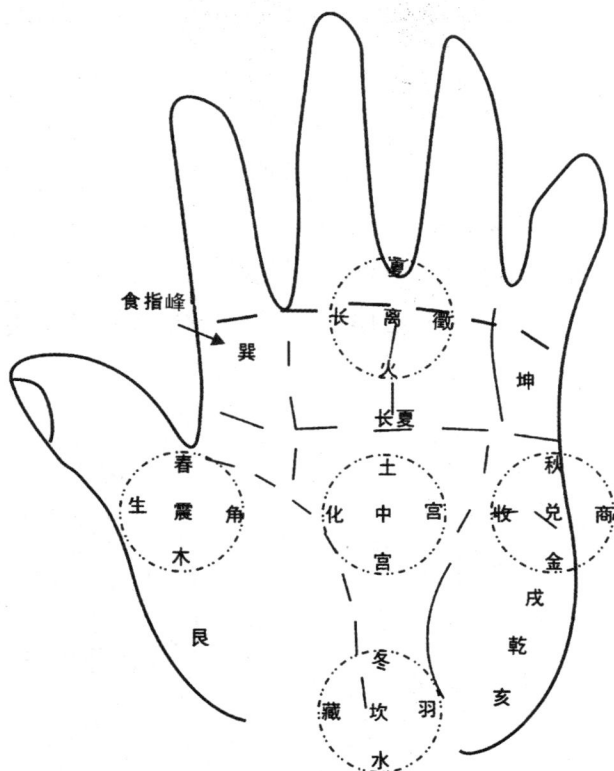

掌配八卦、五行、五音图

图153

拇指上峰配属震卦，而震卦是主打雷的地方，故拇指上峰主要是诊断中医的肝病。

食指峰："拇指峰上，位居巽卦之地"（图153）。它所处的卦叫巽卦，在后天八卦里巽卦称为地户，乾卦为天门。"审察欲望大小"是说这个人的欲望大小怎样？看他的巽卦就看得出了。如果此峰低平倚缺，劳碌无疑。"丰满中正"，即指长得丰满，颜色又好又正的人就会一心仕途，志在千里，讲究地位荣誉兼爱财富，而值得注意是，此种格局会出现二种截然不同的人：一种是忠贞旷达，气节高超，洋洋乎有将相风

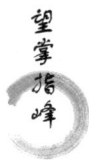

度；一种是为达目的，不择手段，免不了心狠手辣，犷悍凶暴。故看食指峰（巽卦位），要结合面部，五官好就好，而人的五官以眼睛为主。眼睛长得好就好，因为面部的表情掩盖不了意识，而眼睛又为心灵之窗。

中指峰："傍依食指峰，离卦之份"（图154），因中指是手厥阴心包经经过，故曰"厥阴独立，幽静之地"。此峰：1. 丰满中正；2. 中指壮直大；3. 中指纹很直；4. 他指依附中指为成局（如图155），扁平、偏倚、中指细小不直，中指纹有横纹、箕纹为败局。若成局者还应该参看鼻翼左右（即兰台、庭尉），兰台、庭尉长得薄小尖，此人就易悲观愁怨、吝啬孤辟，不近人情。

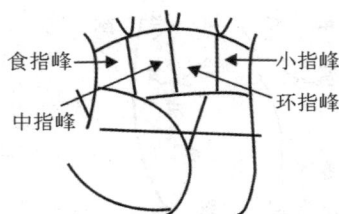

食指峰　→　　←　小指峰
中指峰　　　　　环指峰

图154

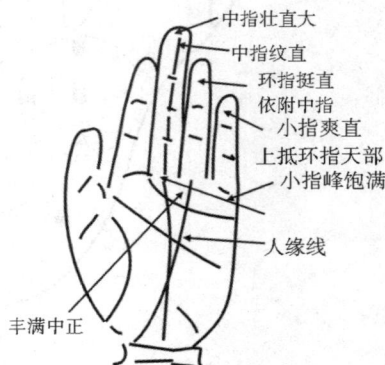

中指壮直大
中指纹直
环指挺直
依附中指
小指爽直
上抵环指天部
小指峰饱满
人缘线
丰满中正

图155

环指峰：环指之下，心经线上，离卦之地少阳所主（图154），此峰：1. 丰满中正；2. 环指挺直（图155）为成局，就具有"爱美好动精进，知机应变，随遇而安，四海可为家，智慧聪敏，焉知老将至，白发当年少"的习性。若配上指甲，其甲形是甲短形俗者那就会"夜郎自大，好虚荣，最是奢华浪费，更有自作聪明骄横无常，乱行施为"了。所以，环指峰除了要参看环指外，更重要的是参看环指指甲形状来定优劣，若环指峰有人缘线者易得贵人助（图155）。

小指峰："小指之下，心经线上，配属坤卦"（图154）。坤卦属土，主生化，在后天八卦里配属农历6、7月份。时值气温高，下雨量大，为万物生长最旺盛期，故可通过小指峰来判断儿女的多少，如：女同志的小指峰狭窄而晦暗，说明子宫发育不良，若小指峰宽阔红润，子宫发育好，子女长得好。"若夫小指爽直，上抵环指天部，峰形饱满（图155），格分二途，一则科学头脑，数学天赋，直觉敏锐，思维活跃，口才伶俐；另则阴险狡诈，缺乏信义，不知廉耻，为达目的，施展手段"。一个人有没有数学天赋主要是看小手指的指纹，若小手指天、地、人三部都没有横纹而又长得爽直者为直觉判断好，思维好。

凡手指，都以直纹为佳，横纹为败。如：判断智力，看中指，若现直纹者智力好；食指现直纹者主有毅力。

掌边峰：小指峰下，掌角峰上，兑卦正秋分，此地心经线沿其上，智慧线趋越其下界（图156）。兑卦属金属肺，"肺主魄"，此处长得饱满者说明其肺气足，而兑卦在后天八卦里的位置又正处在秋分这个节令点上，春分主升，秋分气主降，所以，掌边峰长得饱满的人肺气足，肃降能力强，做事就有魄力有毅力，遇事会冷静，故能"固守稳进，坚持防御，再接再厉"。若掌边峰缺，说明此人肺气虚，不能正常"主魄"，处在心神不定"状态"。况且肃降能力弱。故会产生"心智不足，毅力缺乏，畏缩放弃"的情形。

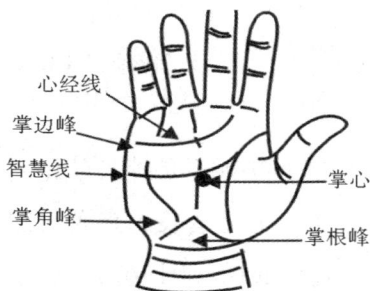

图156

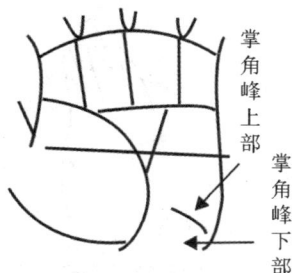

图157

注意：掌边峰属兑卦，在望诊十二宫里为夫妻宫，如有红点出现，则显示其夫妻吵架甚者打架。

掌角峰："掌边峰下，腕横纹上，位处天门乾卦（图156）"。此峰平满不陷为成局；丰隆饱凸为强盛（图6），掌角峰内分上部与下部（图157），若掌角峰上部丰满者能情理用事，低平者做事不合情理；掌角峰下部丰者易"纷纷胡思，不切边际"，低平者易猜疑。掌角峰满（图158），重策划富理想，艺人演戏模仿真切，惟妙惟肖；作家著述，笔下生花，淋漓尽致，掌角峰缺（图159），

  "一天和尚一天钟，那有什么理想"。若掌角峰突然丰隆，手形长尖，智慧线降落下半部（图161）的人则理想胜过实力，多疑少决，想入非非，至身乌托之邦，寄情于恍惚之间，转至神经衰弱心悸怔忡。也就是说这种手掌峰的人易患神经衰弱或精神分裂症；若掌角峰与掌边峰丰隆饱满（图160）的人则"富理想，不畏征途险，生就敢登

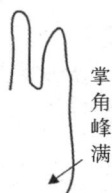

掌角峰满
图158

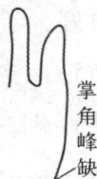

掌角峰缺
图159

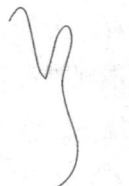

掌边峰掌角峰
丰隆满饱
图160

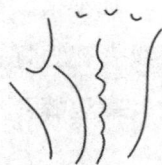

命运线呈波浪形
图161

攀；若掌角峰掌边峰缺（图162）的人则一旦遭遇挫折不是掉头就跑就是畏缩不前。掌角峰满，掌边峰缺（图8）的人，心地善良，慈善思想与世无争。中指壮直（即中指领袖它指），掌角峰成局（图163）的人，空想主义，悲观愁闷。

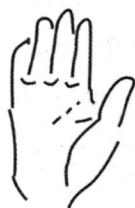

掌边峰掌角峰低缺
图162

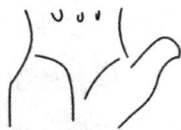

掌角峰满掌边峰缺
图163

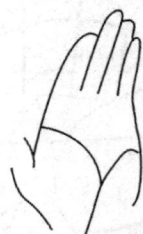

中指领袖掌角峰成局
图164

  乾卦配属中医的肾，"肾主志"，故掌角峰低缺者，说明其肾气虚，所以意志就不坚强。

  掌根峰：位于腕纹上，拇指峰与掌角峰之间，属坎卦之地（图

165）。"审察肾元及办事能力，处事果断之处"。所以，掌根峰长得平满光润，说明此人肾元充沛，办事能力强，处事果断；掌根峰长得是凹陷昏暗者，则为肾亏，办事低能，处事优柔寡断；在临床上，若在治疗不孕症时，发现对方掌根峰是凹陷、昏暗的话，可劝其不必浪费钱财及时间，及时认养为妙。

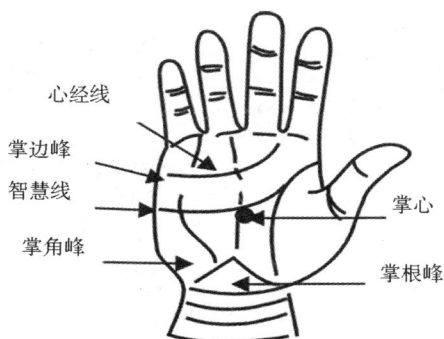

图165

第八讲

望手掌纹

一、望手掌纹

天有日、月、星，运转而成文。地有山、川、野，布局而成理。乾天窍昊，视文得真情，坤地幽深，察理知真情性。掌之形质凭血肉，掌之纹理依灵气。形质显象七情六欲、行为类型，纹理映照命运穷通，体质强弱，一语道破天机，山、川、野应经脉藏，日、月、星应精气神。原夫一气化生天、地、人，掌中纹理藏乾坤。

文：指天体的运行轨迹，以及天体星座的相对位置。这些文是由于有日、月、星的运转而形成的。

理：就是山、川、野的布局。

那么，这些文理是受什么统领的呢？我们学过中医就知道是受乾坤主宰的。由乾坤的相互交感而形成天地万物。我们想知道乾究竟是什么特性，那我们通过什么办法可以知道呢？就是通过由乾所主宰的日、月、星所形成的文，这样我们就得到了乾的真实情况。那么，我们想懂得坤的特性该怎么办呢？我们主要看地，就看山、川、野的布局来推测地的本性，由地的本性就知道坤的本性。

中国人由于认为天地万物是由乾坤交感而来的，就是说乾坤是原始的动力，原始的力量，而人也为乾坤的交感而形成一分子。如果我们想知道一个人，那么我们就可以在一定的背景上，通过由乾影响的日、月、星所造成的这个文，得出乾的特性，再通过由坤影响的山、川、野所造成的理，得出坤的特性，乾坤的特性把握了，那么，对这个人我们就有了一个基本的了解。但是，大家应该知道，文理之间是有差异的，文中有文，理中有理，而文理之所以不同，是因为它们有不同的内涵，文理在我们身上，或者更具体地说在我们掌上显现的，就是各种不同纹路，就是掌纹。根据掌纹的布局，推断这种布局是由乾坤的哪种特性影响，这种特性又是什么？这样我们就可以推测这个人的性格类型，知道他的喜怒哀乐的特点。我们可以根据掌纹，推测所含的日、月、星属于发光的东西，因而也是一种灵气的显现。看看是含"日"的成份多，还是含"月"的成份多，还是含"星"的成份多。如果是"日"的成份多，那么这个人一定热情大方；如果占"月"的成份多，那么这个人比较冷静和聪明；如果占"星"的的成份多，那么这个人也许既有足够的勇气又有足够的智慧。当然这种成份并不是太阳、月亮、星星的某一部分，而只是作为一种类比。反过来，我们也可以根据掌纹来判断它的山、川、野的情况。如果像黄河，那么，他就有黄河的特性，如果像漓江，那么，他就会有漓江的特性。像黄河，则这个人热情奔放，像漓江，这个人就比较文静。总之，黄河之所以是黄河，漓江之所以是漓江，肯定是由于地的布局形成的。而地的布局是受什么支配呢？是受坤支配的。

以上这些是中国人特有的方法，通过自己的切身体验，来探讨宇宙的面目。既然我们根据宇宙的原理产生了掌纹的诊断原理。那么，反过来通过掌握掌纹的诊断原理，我们也可以知道乾坤的特性。我们的认识是从客体出发，而到了一定的程度后就可以从主体去认识客体。从这一点来看，我们还是强调认识社会，改造社会的能动性的。所以现代科学能否解决上述问题，或者科学上是否有足够的依据？这些我们暂且不去管它，我们先从哲学的观念出发来考察这种思维方法，工作方法。那么，我们认为还是有道理的，如果不完备的话，则需要的是如何丰富的问题。

总之，受乾坤支配的人体有经、有络、有纹、有脉、有神、有脏腑，故望掌纹通乾坤的原理即《易学》原理。下面我们就开始一条一条地讲掌纹。

（一）望生命线歌赋诀

伟哉生命线，少阳内合厥阴，通应天地，位于食指峰下，拇指峰上，沟接两峰，通连掌根（图166）；展示拇指峰疆域，关联魂魄事业婚嫁；拇指峰小，生命线窄（图167），魂魄虚亏，哪有意气风发；生命线宽，拇指峰广（图168），热情奋发成业它乡；生命线见圈（图169），桃花几度有意，流水终归无情；生命线中途见钩（图170），归天期可算。起自虎口，全程七十平均摊派（图171）。寿终客地，乾巽一脉相连（图172）。赤点长在生命线（图173），此人必遭险症。枝纹直接掌角峰（图174），生来旅差不少。

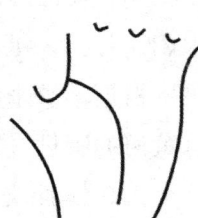

拇指峰疆域
图166

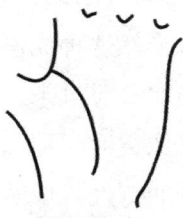

生命线疆域窄
图167

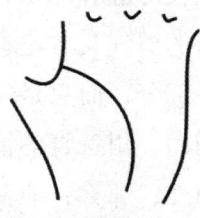

生命线疆域宽
图168

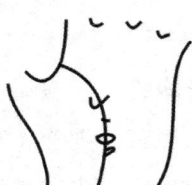

生命线中途见勾
生命线中途赤点
生命线见圈
图169

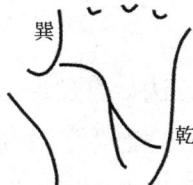

生命线枝纹直指掌角峰。
生命线终止掌角峰。
图170

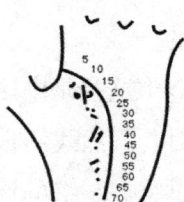

平均推派
年龄可求
图171

（二）谈生命线

我们知道，手太阴肺经经过大鱼际肌而到达大拇指外侧少商穴，大鱼际肌为手太阴肺经经过的地方，而肺主气，若鱼际肌发达，生命线必宽，则气就充足，人就意气风发，若大鱼际肌不发达，则肺、肝亏虚，肝藏魂，肺藏魄，故说魂魄亏虚。所以说生命线长得好与否与人的生命力强弱有直接的关系。生命线长得显、宽，直通掌根，途中无岛纹、断续、叉纹、钩纹为健康长寿者。生命线长得浅、窄或不连掌根，说明魂魄虚亏，即肝肺气虚，生命力弱，为体弱多病之身，若生命线出现岛纹则有血光之灾（内伤、外伤、手术……等）。若生命线出现断续则为大难不死之贞兆（病危、意外等），若生命线出现链纹，说明此段时间病魔缠身，若生命线上有针眼大小的小红点易患险症（大多数会死于肺癌肝癌）。若生命线见有钩的人，我们必须了解其年龄再定他的归天期。要想推出灾难年龄，则从虎口算起，生命线全程按七十平均摊派，略有升缩，来定出其岛纹、叉纹、断纹、勾纹……所在的年龄区间即可。

（三）生命线诸格

1. 起点于巽震之间（图172），精神能平和。

2. 起点偏向巽卦（图173），有勇气、有决断力，斗志旺盛，体力好。

3. 起点偏向巽卦，但食指不特别发达（图3），具备勇敢与正义感，但进取心（或野心）尚嫌不足。

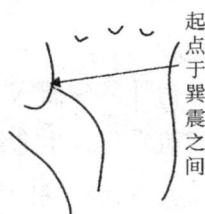

起点于巽震之间

图172

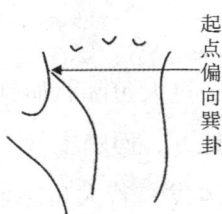

起点偏向巽卦

图173

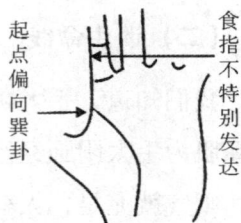

起点偏向巽卦

食指不特别发达

图174

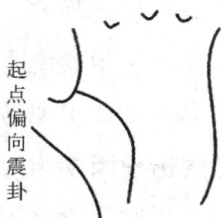

起点偏向震卦

图175

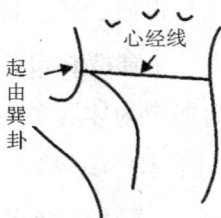

心经线

起由巽卦

图176

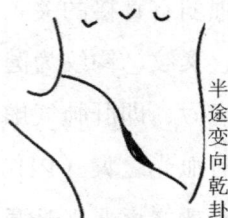

半途变向乾卦

图177

4. 起点偏向震卦（图175），有出人头地的心愿，但缺乏足够的斗志与克己之心。

5. 起由巽卦（图176），为达成目标，会显出无穷的精力斗志与决心。如果生命线包围心经线前端（俗称断掌）（图176），则成功率提高。

6. 中途改变方向朝乾卦伸展（图177），有两种情况：A、生殖系统病患，甚者不孕症，不育症。（因：乾卦下部代表人的生殖功能）。B、憧憬未来、喜爱旅游。

7. 粗深（图179），精力充沛、健谈。

8. 粗深、末端突然消失（图178），会突然脑溢血或其它原因死亡。

9. 细浅（图180），精力欠佳。

10. 出现链状线（图181），体质虚弱多病可依流年法算出其所在的年龄区域。

11. 起点部分成链状线（图181）幼儿时期体弱多病或智力开发较迟。

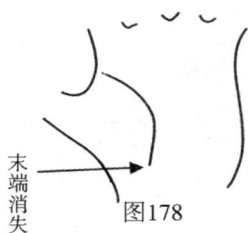

末端消失

图178

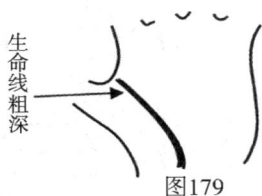

生命线粗深

图179

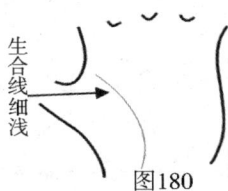

生命线细浅

图180

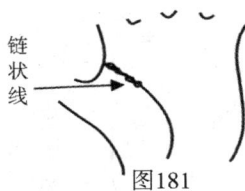

链状线

图181

12. 出现绳状线（图182），体质虚弱，体能欠缺，神经质。

13. 中途中断（图183），疾病事故，或生活态度因环境改变。

14. 断裂的线跳上艮卦（图184），死亡象征。

15. 断裂处出现有细纹重复（图185），或四角纹（图186）联接，虽有病痛但不危险。

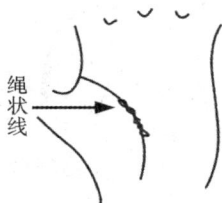

绳状线

图182

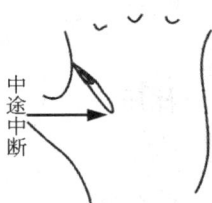

中途中断

图183

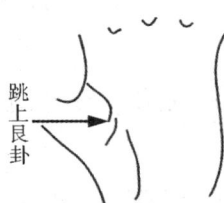

跳上艮卦

图184

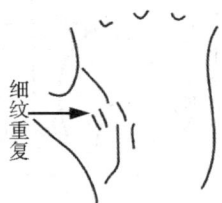

细纹重复

图185

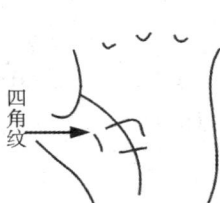

四角纹

图186

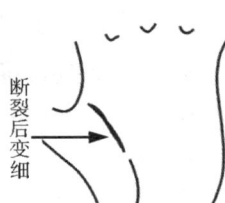

断裂后变细

图187

图188　图189　图190

图191　图192　图193

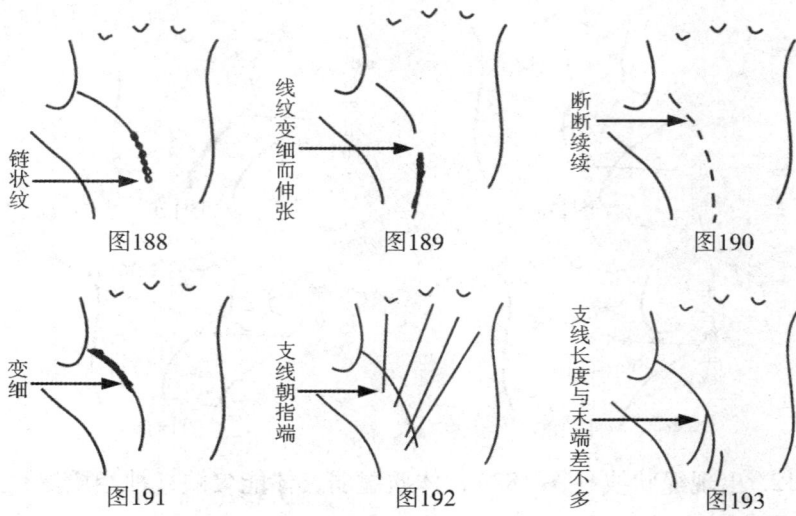

16. 断裂后的线变细（图187），或变成链状纹（图188），体力减退，疾病纠缠不清。

17. 断裂后的线纹变细而伸张（图189），离乡背井，或远涉重洋。

18. 断断续续（图190），体质虚弱。

图194　图195

19. 线变细（图191），病情恶化。

20. 支线朝着食指、中指、环指、小指的（图192）为吉。

21. 向下的支线长度与末端差不多甚至较粗（图193），体力下降。

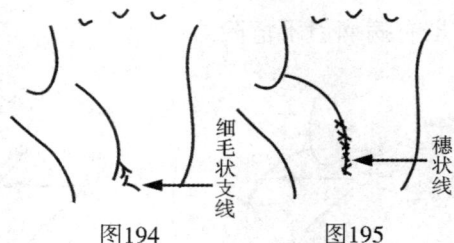

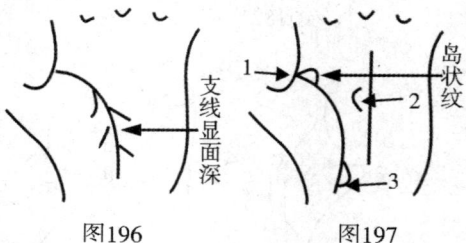

图196　图197

22. 下降的短线出现细毛状支线（图194），体力减退。

23. 末端出现穗状线（图195），死亡征兆。

24. 支线明显而深（图196），生命力强劲。

25. 有岛纹出现（图197），慢性病。

26. 接近生命线起点出现岛纹，身体上焦部位易得癌症（如头部、喉等）。

27. 手掌中央出现有岛纹（图197－2），中焦部位易患癌症（如肺、胃、乳腺等）。

28. 生命线底部或掌根峰出现岛纹（图197－3），下焦部位易患癌症（如前列腺、子宫、直肠、膀胱等）。

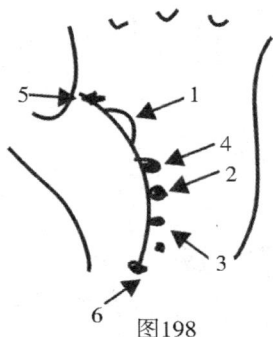
图198

29. 整条生命线从起点约三分之一处有岛纹（图198－1），易患与脊柱有关的疾病。

30. 有许多小斑点沿着生命线出现（图198－2）体力、精力以及生命线所含的各项意义都减退。

31. 有一个鲜红色的斑点出现（图198－3），热病。

32. 有一个蓝色的斑点出现（图198－4），急性病或曾患急性肺炎。

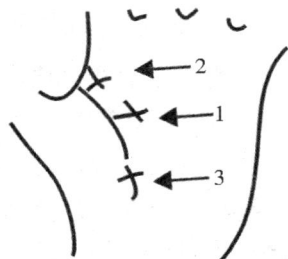
图199

33. 接近生命线起点处有蓝色的斑点出现（图198－5），多数是孩提时常因扁桃腺发炎而发烧，甚者造成关节痛，或者已经做了摘除手术。

34. 生命线终点处出现有斑点（图198－6），注意预防突发性疾病。

35. 十字纹靠近生命线，但不与生命线接触（图199－1），突然出现灾难与事故或危险的疾病。

36. 十字纹在生命线起点旁（图199－2），孩提时因突然的灾难或事故，家人离散，生活愁云惨淡。

37. 生命线短，十字纹位于末端（图199－3），会因事故突然去世。

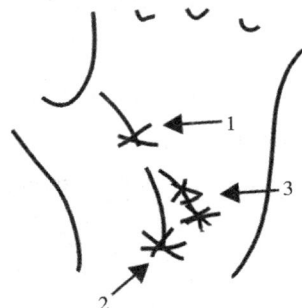
图200

38. 星纹出现在生命线上（图200－1），预测死亡所处时刻。

39. 星纹出现在生命线末端（图200－2），死劫难逃。

40. 生命线的支线以星纹结束（图200－3），急病或事故的发生率高。

41. 左右手生命线的支线都以星纹结束的话，因事故死亡的概率更高。

42. 生命线有横纹断线（图203），疾病的暗示。

望手掌纹

43. 横断线短（图203-4），易患轻微疾病与精神负担。

44. 横断线长度在一公分以上（图203-2），明显的疾病信号。

45. 横切线在环指下消失（图203-1），心脏病。

46. 横切线伸展至感情线点以岛纹终结（图202），心脏病。

47. 智慧线接近心经线，生命线的横切线终止于掌的中轴线上（图201），气喘。

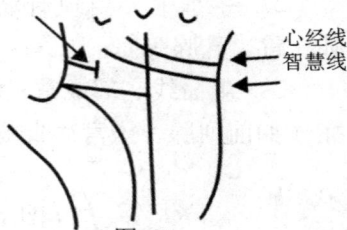

生命线终止于掌的中轴线
心经线
智慧线

图201

（四）望命运线歌赋诀

奇哉命运线，坎离日月相辉照，南北一通途，直贯掌中。十八变成起坎下，七十二岁终离上，临诊酌情量度，略有升缩（图204）。此线通连病危可转安，告君莫用愁，只因水火常既济，更有成名线（图205）。此身定然显要。原夫命运线，不同格局不同情，艮山开出，祖基可靠，幼年逍遥（图206）。

天门飞起，自创自立，五湖烟色随君意（图207）。根通少阳，奋斗成功，老年荣华，只因少阳化老阴（图208）。通达巽卦，财自

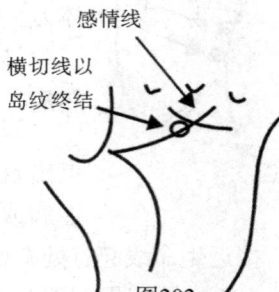

感情线
横切线以岛纹终结

图202

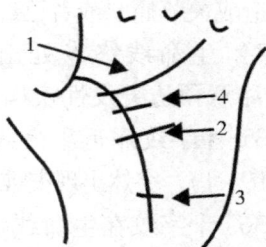

图203

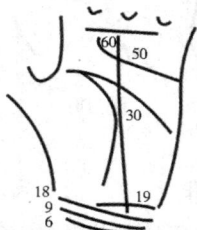

酌情量度
略有升缩

图204

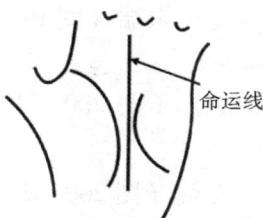

命运线

命运线起自手腕直上中指峰
成名线现

图205

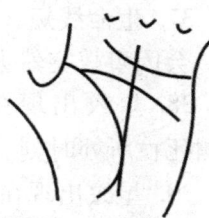

命运线起自拇指峰

图206

天降，惊喜交加（图209）。始于中宫，交运迟兮，且安天命（图210）。逼近少阳，言不由衷，事不由己（图211－1）。远离部位，劳而无功，何苦作嫁。线端见叉，无常索命，必遭横死（图212－1）。细纹附旁得道多助，贵人相逢（图212－2）。横纹终止震卦，小人坐命，横遭雷打（图212－3）。断续不清，事业更动，竹节行运（图213－1）。有纹横越，碰到机会，自己错过（图213－2）。起自阳明，坚持奋斗，夕照黄昏（图214）。波浪形状，终身漂泊，叹息奈何（图八十二）。命运线缺，劝君奋斗，愚公移山。

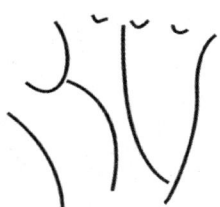

命运线起自掌角峰
图207

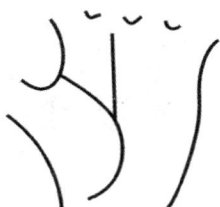

命运线起自生命线
图208

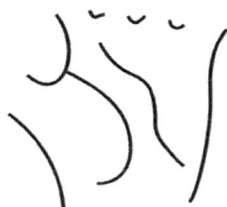

命运线指向食指峰
图209

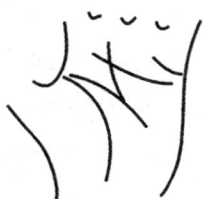

命运线中
途发现
图210

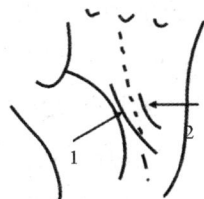

命运线逼近生命线，
命运线远离部位
图211

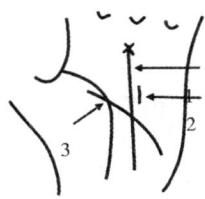

命运线端见叉，
横纹止于拇指上峰
图212

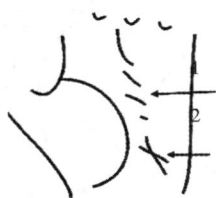

命运线断续不清，
命运线有纹越速
图213

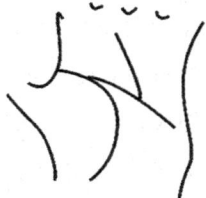

命运线起自智慧线
图214

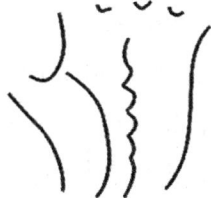

命运线呈波浪形
图215

望手掌纹

· 135 ·

第九讲

望 手 线

一、谈命运线

命运线从坎到离，离在八卦里为日，坎为月，故为日月相晖照，而离位南，坎位北，故为南北一通途，直贯掌中。"十八变成"，即从19岁开始从掌根看起，一直到中指峰离卦处72岁止，全程平均分摊，"酌情量度，略有升缩"。定出此人办事是否顺利，何时命运佳凶，何时转运等等。由于命运线有不同的格局，所以就会显现不同的命运情况。若命运线起自拇指峰（艮山）（如图206）的人，就是出生在比较富裕的家庭，在19岁之前都无忧无虑，逍遥快活地生活。若命运线起自掌角峰（天门）（图207）的人就属于自创自立的命。若命运线起自生命线（少阳）（图208）的人必须努力奋斗，方可老年享荣华，（注意：由于少阳指生命线，艮山指大鱼际肌，故根连少阳是指起于生命线上，而艮山开出是指出于大鱼际肌而不在生命线上，此为两者之区别，而少阳要转化成老阴才行，故说奋斗成功，老年荣华）。若命运线通达食指峰（巽卦）（图209）的人往往会有意想

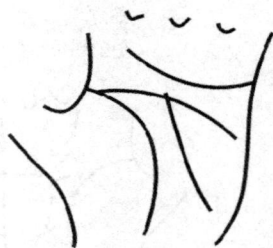

命运线止于
智慧线
图216

不到的财运或横财，这都是因为巽卦为地户配属 3～4 月，这个时候地户开辟，万物生长，故有利益。为什么说《周易》为百科之祖，这是有深刻道理的，若能很好地钻研《周易》卦象与爻辞，解开它们之间的对应关系，那么，对于相学、星命、诊病就会如虎添翼。若命运线止于智慧线（中宫）（图 216）的人做事失败都因本人过失，故此象之人凡事不宜自己拿主意，应请教贤者。若命运线中途发现（始于中宫）（图 210），说明此人起运很迟，在 36 岁前应安天命，否则挫折连连，心身受损，若命运线逼近生命线（少阳）（图 211）的人往往是"言不由衷，事不由已"，假仁假义，损人又害已。若命运线"远离部位"（图 211）的人不管如何努力奋斗，最终都是劳而无功，一事无成，一生但求饱暖，这是因为"远离部位"是指不在坎离部位，且又不属上述各种情况，这就说明天地宇宙没有很好地与此象者发生联系，这样有此象者就难以得到帮助。正所谓"得道多助，失道寡助"也。若命运线的端部见叉纹，（图 212）的人必遭横死。若命运线有细纹旁附，（图 217）的人"得道多助"，人缘旺事业成功。若生命线出现有横纹跨越止于拇指上峰（震卦）（图 212）的人会出现"小人坐命，横遭雷打"的险象，若命运线出现断续不清，（图 213）的人，说明其事业更动变化多，运程就如竹节行运一样，时好时坏。若命运线出现有纹越过（图 213）的人会错过对己有利的机会（如生意、晋升、调动等），若命运线起自智慧线（阳明）（图 214）的人应为自己的理想事业坚持奋斗终生，方能夕照黄昏，老年功成名就。若命运线呈浪形状，如（图 218）的人，终身漂泊，若命运线缺，如（图 219）的人，应该立下愚公移山志，奋斗终生。

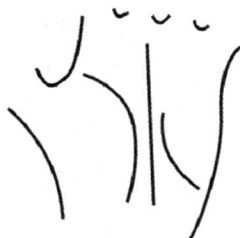

命运线有细纹附旁

图217

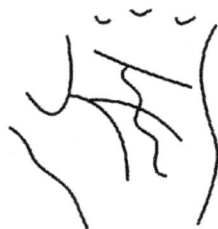

命运线成波形

图218

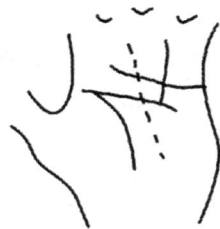

命运线缺

图219

望手线

二、谈智慧线

(一) 望智慧线歌赋诀

壮观哉，智慧线，霹雳一声从天降，阳明内合太阴，总数七十二年，若论起处分为三种，评价止点布为五局。由震而出，神经过敏，好争易怒。自巽而生，智慧早开，思想超然。碰撞风雷，先别润、细、深、长、短，再辨去向终止，趋向坤地，不求甚解，仿佛陶公。直达兑位，镇安朝野，谢公太傅。接壤乾兑，入微善断，恰似张良。终止乾上，神机妙算，活象诸葛。结连乾下，纸上谈兵，马稷，赵括。呜呼，直落坎下，超尘出俗。分叉成双，智力倍人。若得智慧线短，简单随便，短而上弯，有始无终。缺而不明，糊涂终身。

智慧线之所以称为智慧线，是由于这条线主要反映人的大脑情况，大脑的学习能力，创造能力。在张仲景的《伤寒论》里，哪一个病与脑相关呢？是阳明病。因为神昏谵语这些与脑相关的疾病都在阳明篇出现，都用承气汤治疗，所以脑与阳明的关系是最密切的。那么，阳明管脑是大家容易疏忽的，而阳明管大便大家都知道，阳明腑实，大便不通就神昏谵语，那么，保持大便通畅就应该是神昏谵语的反面，就应该是头脑清灵。这在《周易》里是反卦，大家可以从这里悟出一些东西。

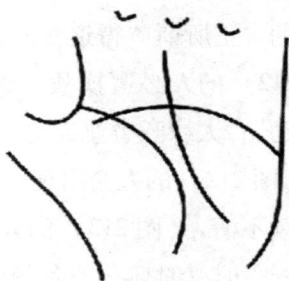

智慧线起自拇指上峰
图220

智慧线起于震巽范围，有三种情况：起于震，起于巽，起于震巽之间，而止点又有五种情况，故曰："详辨起处，分为三种，评价止点布为五局"。以下逐一解说。

1. "由震而出"，指智慧线起自拇指上峰

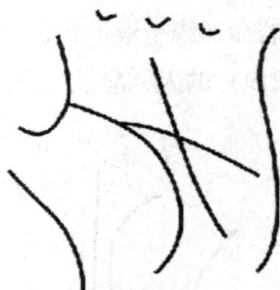

智慧线起于震巽之间
图221

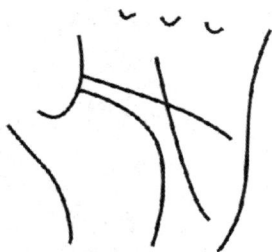

智慧线起处远离生命线

图222

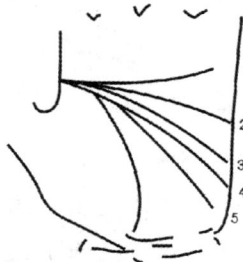

1) 不求详解
2) 意志坚强
3) 事理见解
4) 精细
5) 想入非非

智慧线终止点各种特征

图223

（起于震）的人，"神经过敏，好争易怒"。

2. 智慧线起自食指峰（起于巽）（图222），即"自巽而生"的人，"智慧早开，思想超然"。

3. 智慧线起自生命线（起于震巽之间）即"碰撞风雷"的人，都具备以上起于震及起于巽的特性，一般人多属此象，故要想判断正确就必须先别出智慧线的"润、细、深、长、短"后，再根据止点的布局来辨别。

4. 智慧线止于小指峰，（图223－1），即"趋向坤地"的人"不求甚解，仿佛陶公"。

5. 智慧线

直达掌边峰（兑位）（图223－2）的人，有智慧，有魄力，意志坚定，可肩负重任。故曰"镇安朝野，谢公太傅"。《世说新语》中有记载：谢太傅在山东的时候，有一次跟朋友一起坐船去游海，半途陡起风浪，船上的朋友都慌了神，大喊"快回"，而谢公却笑着说"无事"。过了一会，真的风平浪静。所以大家都说他具有非凡胆量，足以镇安朝野。因船到半途风浪起，即便回去也要相当长的时间，还不如继续向前，这样还可以安大家的心，足见此人有过人的胆识，在后天八卦里，兑卦属金属肺，位心经之下，即坤下乾上，故智慧线止于兑者，办事有魄力。

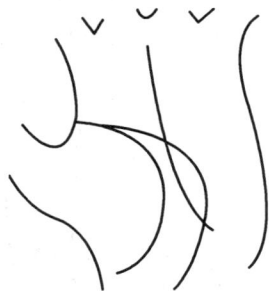

智慧线直落手腕

图224

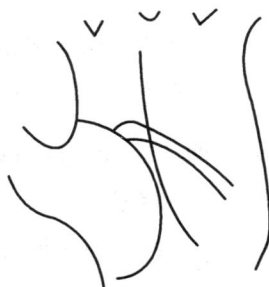

智慧线成双

图225

6. 智慧线终止于掌边峰与掌角峰交接处（乾兑）（图223－3）的人"入微善断，恰似张良"。指对事理见解能力强。

7. 智慧线终止于掌角峰的上部（乾上）（图223－4）的人，"神机妙算，活象诸葛"，属于精细之人。

8. 智慧线终止于掌角峰下部（乾下）（图223－5）的人"纸上谈兵"，脱离实际，想入非非。

9. 智慧线直落掌根峰手腕处（坎下）（图224）的人，"超尘出俗"，沉迷虚幻之中。

10. 智慧线分叉成双（图225）的人"智力倍人"。

11. 智慧线短，（图226）的人头脑简单，做事随便。

12. 智慧线短而上弯，（图227）的人，做事有始无终。

13. 智慧线缺或不明（图228）的人"糊涂终生"。从这里可以看出，智慧线与命运线缺不同，命运线缺者，只是运气不好，然智力尚可，终能愚公移山。

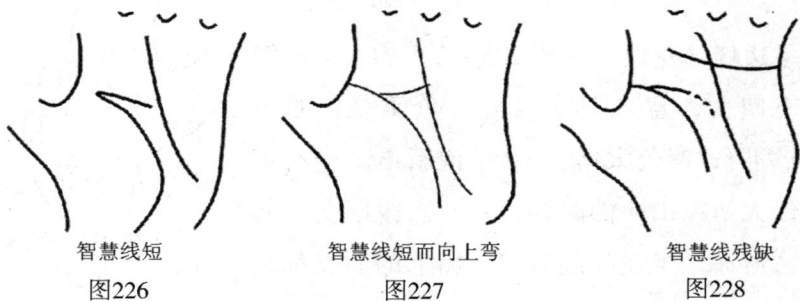

智慧线短	智慧线短而向上弯	智慧线残缺
图226	图227	图228

《周易》是重象的学问，卦象不同，信息亦异，这与观掌纹的道理一样。掌纹不同，对应的情况不同，所以掌纹这门学问不是什么迷信，从实质上讲它与《易经》无异。如果说掌纹的相关性是迷信，那么《易经》也是迷信，整个古代文化都成了迷信，这是不可能成立的。另外，我们今晚所讨论的内容都可以跟现代心理学的研究挂钩，要不要搞一门掌纹心理学或者形态心理学等，这是值得大家思考的，即便不搞这些学科，结合中医自身的特点，搞我们自身的课题，这是应该探讨的。

（二）智慧线诸格

1. 整条智慧成链状（图229），精神虚弱。

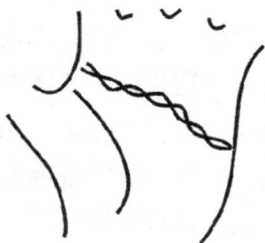 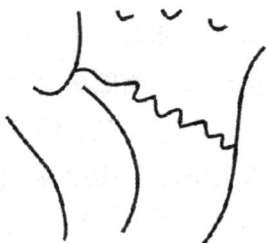 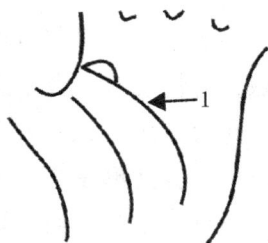

图229　　　　　　　　图230　　　　　　　　图231

2. 智慧线成波纹状（图230），精神虚弱，疲倦或易患肝病。

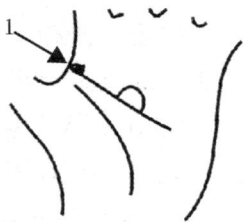 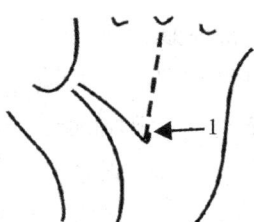 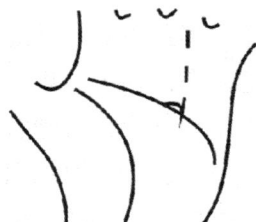

图232　　　　　　　　图233　　　　　　　　图234

3. 智慧线极端下降（图231），易患神经官能症。

4. 智慧线中断（图233），意味着头部易受伤。

5. 两手智慧线同时在中指之下中断（图333－1），易患脑部肿瘤。

6. 智慧线出现岛纹（图232），过劳、精神受创。

7. 智慧线极端下垂，前端有岛纹（图231），神经官能障碍。

8. 无名指下的智慧线出现岛纹（图234），眼疾（如：近视、白内障等）。

9. 智慧线起点处出现斑点（图232－1）因视力引起的头痛。

10. 中指下的智慧线出现岛纹（图232），因视力引起的头痛。

11. 十字纹与智慧线接触（图231－1），头部受伤的预告。

望手线

三、谈心经线

（一）望心线歌赋诀

神妙心经线，起自坤兑，正冲展云天，原夫太阳内含少阴，示灵性聪敏，合情悲欢。太阳连接巽风，明郎忠贞高超；弯连少阳，所爱非其人，花落东风去；若入中指，多忌自私，情怀难宽；曲折入艮山，泪泣声声悲，丧父母妻儿；远离阳明，一镜水面平静无浪，原道路胸怀坦荡，那日千重波涛涌，知君镇定自若，稳坐钓鱼船；逼近阳明，险滩急流两岸绝壁，浪花飞溅，水声哗哗，那有慢条斯理，从容不迫；阳明远离太阳，自我起于中途，不求甚解原由情理；阳明上指离卦，线短远离太阳，缺乏考虑终日醉，如何讲得信用；太阳重叠阳明，爱则欲其生，恨则欲其死，何苦闷心自裁，中年事业可望；阳明靠近太阳，中途直落掌角，多疑少决，神经过敏常失眠；阳明远离太阳，中途上升趋掌边，类遭刺激，病患疯癫；太阳忽然双纹，心境肯定美满；双纹下走阳明，平生不如意，只将理智压感情；太阳乱断，心中少有佳境；太阳隐不见，情性孤辟冷漠；阳明短靠太阳，原是虎头蛇尾；若见拇指小，太阳缺点靠阳明，感情用事，言语违心，钱财少集聚；阳明远离太阳直达掌边，城府旷达独断，胸有成竹肩大任。

心经线是起自小指峰与掌边峰交接处，（即起自坤兑），我们每一个人的灵性聪敏及情爱悲欢，可通过心经线的走向及连接部位、终止部位来诊断。

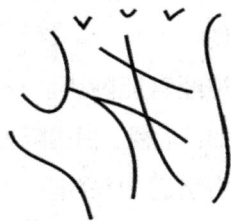

心经线直
达食指峰

图235

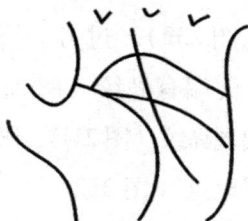

心经线止
于生命线

图236

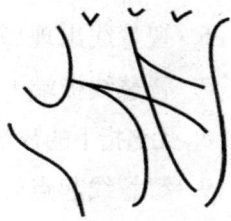

心经线止
于中指峰

图237

· 142 ·

1. 心经线直走食指峰（即太阳连接巽风）（图235），说明此人聪敏过人，性情明朗忠贞高超。

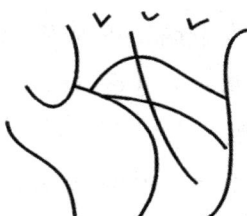

2. 心经线止于生命线（即弯连少阳）（图236），说明此人识别能力差，所爱非其人，花落东风去。

3. 心经线止于中指峰（即若入中指）（图237），说明此人心胸狭窄，多忌自私。

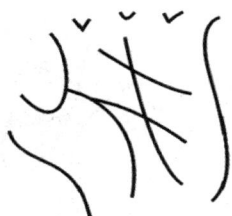

心经线直
达食指峰

图238

心经线止
于生命线

图239

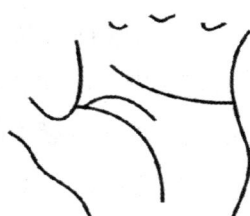

智慧线短而
近心经线

图240

4. 心经线中途直趋拇指峰（即折入艮山）（图238），说明此人会在丧父母妻儿的悲伤中度过人生。

5. 心经线远离智慧线（即远离阳明）（图239），说明此人智足多谋，做事胸有成竹，镇定自若，稳坐钓鱼船。

6. 心经线与智慧线逼近（即逼近阳明）（图237），说明此人心浮气躁，处事草率，易把自己逼到险绝之处。

7. 智慧线起自中途远离心经线（即阳明远离太阳）的人不管是学习或是做事，往往处在中途之时就开始自以为是，不求甚解原由情理，自毁前程。

8. 智慧线短，上指心经线又远离心经线（即：阳明上指离卦，线短远离太阳）的人，做事缺乏考虑，不讲信用。

9. 心经线与智慧线并行成断掌（即太阳重叠阳明），的人在情感上"爱则欲其生，恨则欲其死"，常常闷心自裁。在事业上"中年事业可望"。

望
手
线

143

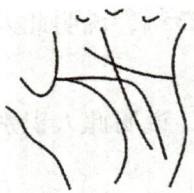 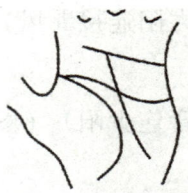 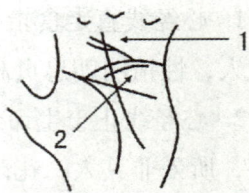

智慧线前段近心线　　　　智慧线远离心线　　　　心线忽现双纹，
中途直落掌角　　　　　中途上升直指掌边　　　心经线下指智慧线

图 241　　　　　　　图 242　　　　　　　图 243

10. 智慧线前段近心线中途直落掌角峰（即阳明靠近太阳，中途直落掌角）（图 241），的人多疑少决，神经过敏常失眠。

11. 智慧线远离心线中途上升直指掌边（即阳明远离太阳、中途上升趋掌边）（图 242）的人精神常遭刺激，病患疯癫。

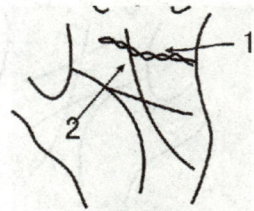

心经线
断乱如链

图 244

12. 心线忽现双纹（即太阳忽然双纹）（图 243－1），说明此人心境美满。

13. 心经线双纹下指智慧线（即双纹下走阳明）（图 243－2）的人生平不如意，但能理智用事。

14. 心经线乱、断、如链（即太阳乱断）（图 244）的人心中少有佳境，做事心高气傲、低能。

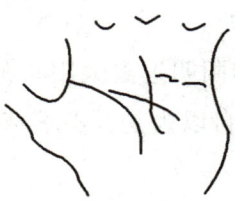 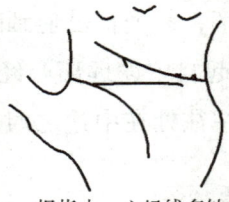

心经线缺　　　　　　　拇指小，心经线多缺点
　　　　　　　　　　　而靠近智慧线

图245　　　　　　　　　图246

15. 没有心经线（即太阳隐不见）（图 245）的人情性孤辟冷漠。

16. 智慧线短而近心经线（即阳明短靠太阳）（图 246）的人做事虎头蛇尾。

· 144 ·

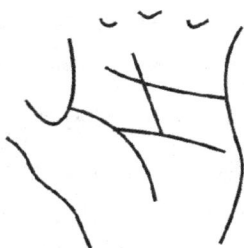
智慧线直达掌边
而远离心线

图247   图248   图249

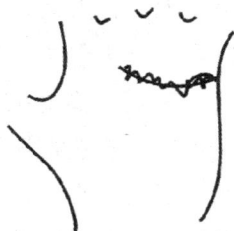

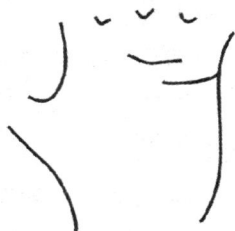

17. 拇指小心经线有乱断如链的缺点而又靠近智慧线（即拇指小太阳缺点靠阳明）（图246）的人感情用事，言语违心，钱财少集聚。

18. 智慧线直达掌边而远离心线（即阳明远离太阳直达掌边）（图247）的人城府旷达独断，胸有成竹肩大任。

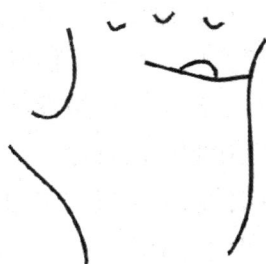

图250

（二）心经线诸格

1. 心经线很乱（图248），提防心脏病。

2. 心经线断裂（图249），提防心脏病。

3. 心经线上有岛纹（图250），提防心脏病。

4. 无名指下的心经线上有岛纹（图250），眼疾或肾病。

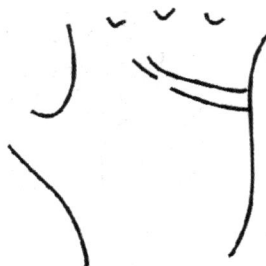

图251

5. 由二重心经线出现（图251）或与格局不附的线纹出现者，易患肾病。

四、谈婚嫁线

（一）望婚嫁线歌赋诀

善哉婚嫁线，位在小指下，心线之上。最关人生之机密私隐痛切，眼看心晓莫乱语，只恐惹下是非。此线或越小指峰，或是仅及掌边。直纹附于婚嫁线，长而明为子，短而淡为女。直纹在后有子必迟，黑叉见乱生而不育，淡暗不明有等于无。若夫叉纹下落，伴侣身体虚弱，夫妻难得美满；中途见圈常有口舌；纹止于圈，难期白头；圈后纹清，破镜重圆。婚嫁线开叉，分离只因吵架，婚嫁波浪线，一生婚姻水月镜花。浪线上有叉，经历冰雪遭受霜打。若然婚嫁线不现，性情冷漠，婚嫁无期。上钩入小指，配偶必死。下钩过心线，白头难期，质变见叉，太阳线断、叉、散、乱，婚姻不协，过失因向本身求。拇指峰婚嫁线细纹横接连，常遇第三者阻拢波折。若问时间如何求，横纹线交命运之处，婚嫁线上近小指，婚姻可早，下近心线迟婚为宜。心凄凄，太阳线断，情惨惨，命运线不清，哭一声配偶早丧。婚嫁线下落穿越命运，婚嫁线下近太阳，命运线前段叉圈乱断，早婚运塞不利，若得命运线后段纹清，成名线见，迟婚青云直上。鱼际丰满结鱼网，婚嫁线开叉，爱情不专。掌边起纹向着命运，异性入命喜星跃动。拇指峰起纹交叉掌边纹，家庭阻挡婚姻难成。掌边纹上行不交命运线，心中有人终成泡影。起处见圈，入侵命运直上，困难在前终结并蒂莲。只身穿越命运，事败垂成。穿越命运线未见圈，婚姻不成变怨家。

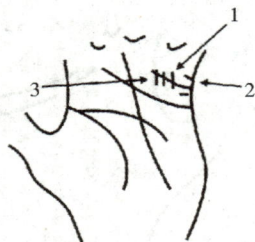

婚嫁线标式

图252

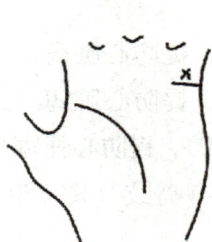

婚嫁线有叉纹下落

图253

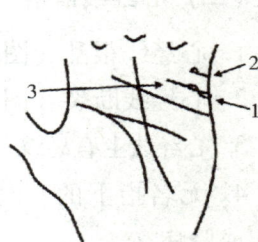

婚嫁线中途见圈

图254

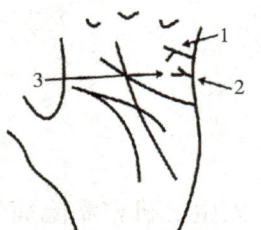

婚嫁线开叉婚嫁
线成波形及有叉下落

图255

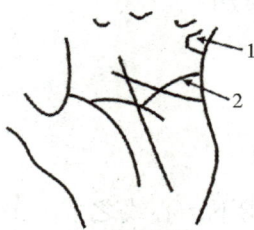

婚嫁线上近小指，
婚嫁线下近心经线

图256

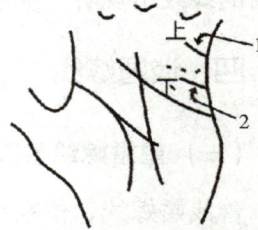

婚嫁线上钩入小指，
婚嫁线下弯穿过心经线

图257

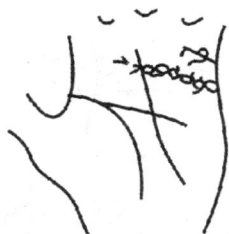

婚嫁线见叉
同时心经线断乱叉散

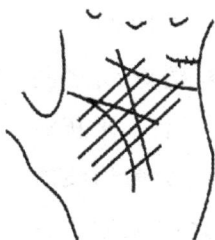

细纹横接于拇指
婚嫁线之间

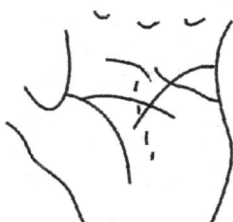

婚嫁线下落，穿过
命运线同时心经线
断命运线断续不清

图258   图259   图260

　　婚嫁线位于小指之下，心线之上（图252），它是一个隐藏人生私隐、悲欢离合的机密部位。所以在观看此部位时应谨慎，莫乱语，以免惹下是非。婚嫁线有长短之分，长者可越小指峰（图252－1），短者仅及掌边（图252－2）。如果婚嫁线有直纹出现的话，可视为子女线，直纹长得长而明为子，直纹长得短而淡属女，子女多少可视直纹数的多少来定（图252－3），如果婚姻线现黑气或见叉纹，或婚姻线长得纹乱的人是很难有儿女的，即使生了儿女也会夭折。如果婚姻线长得暗淡不明的人是没有儿女缘的，即使生了儿女不是夭折就是归属他人，如果婚嫁线上直纹出现在后（靠近掌边与掌背之间）的人有子必迟。亦即是老来得子。婚嫁线上有叉纹下落（图253）的人，

　　"伴侣身体虚弱，夫妻难得美满"。婚嫁线中途有圈纹出现的人夫妻常有口舌之争（图254－1）。婚嫁线终止处出现圈纹（图254－2）的人夫妻难期白头。婚姻线中途见圈，圈后纹清（图254－3）的人婚姻会出现破镜重圆之局。婚嫁线开叉（图255－1）的人易因吵架而离婚或分居，婚嫁线成波浪形（图255－2）的人，一生只有恋情而没有婚姻。如果波浪线上有叉纹下落（图255－3）的人在恋爱史上及婚姻史上都经历过冰雪严霜的打击。婚嫁线不现的人性情冷漠，婚嫁无期。婚嫁线上钩入小指（图256－1）的人配偶早死。婚嫁线下弯穿过心经线（图256－2）的人婚姻不是生离就是死别。如果婚姻线有叉纹，心经线又出现断、叉、散、乱之纹的人都是因为自己的心态、性格、身体

望手线

· 147 ·

等原因而造成过失，或婚姻不协调（图258），有细纹横接连拇指峰婚嫁线之间（图259）的人，婚姻常遇第三者，阻扰波折，其出现的年月可按横纹线交命运线之处的年龄区域来定。如果婚嫁线上近小指（图257－1）的人是早婚型的人；婚嫁线下近心经线（图257－2）的人是晚婚型的人。如果婚嫁线下落穿越命运线同时心经线断，命运线断续不清（图260）的人配偶早丧；婚嫁线下近心经线同时命运线下段叉圈乱断纹出现（图261－1）的人如果他是早婚的话其命运一定是运塞不利。如果命运线下段出现叉圈乱断纹，但是后段（上段）纹清又有成名线（图261）的人，如果是迟婚者，其命运一定是青云直上。如果婚嫁线开叉，拇指峰丰满见纹网（图263）的人爱情不专；有纹起自掌边趋向命运线部位（图262）的人易得异性扶持，属财色兼收之命；拇指峰起纹交叉掌边纹（图262－1）的人易由于家庭阻挡而造成

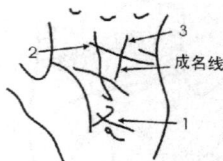

婚嫁线下近心经线同时，命运线
下段叉圈乱断上段纹清成名线现
图261

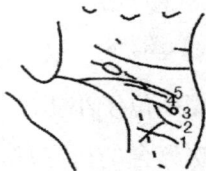

1）纹将近命运线同时有纹起
　自拇指，相交成叉
2）纹沿命运线上行而末达部位
3）起处见圈而终侵入命运线直上
4）纹穿过命运线而过
5）纹穿过命运线而又见圈
图262

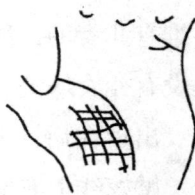

婚嫁线叉开拇指
峰丰满见细纹
图263

不能与深爱的人结婚。掌边纹上行不交命运线（图262－2）的人不能与心中人成婚；掌边纹起处见圈而终侵入命运线直上（图262－3）的人与恋人相恋时困难在前但终结并蒂莲。掌边纹穿过命运线（图262－4）的人恋爱是有的，但婚姻易出现事败垂成之局。掌边纹穿过命运线而又见圈（图262－5）的人，易与恋人婚姻不成反为怨家。

（二）婚姻线诸格

1. 婚姻线延伸至成名线并向心经线下弯钩接心经线（图264）者，会因结婚而失去财产、地位及名声。

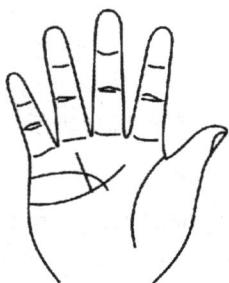

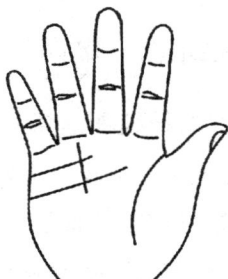

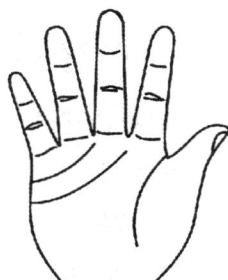

图264　　　　　　　　图265　　　　　　　　　图266

2. 婚姻线延伸至成名线（图265）的人，能获名人或富人作配偶。

3. 婚姻线延伸到环指地部与中指地部交接处（图266）的人，有幸福的婚姻。

4. 出现两条距离较近婚姻线者（图267），会有两次婚姻，并且年距较近。5. 出现两条距离较远婚姻线者（图268），会有两次婚姻，但年距较远。

附：手相与恋爱婚姻

一、婚姻与年龄的关系

即越近心经线出现婚嫁线者（图269）越早婚，越近小指地部底线出现婚嫁线者越迟婚，其年龄可参照（图269）来判断。

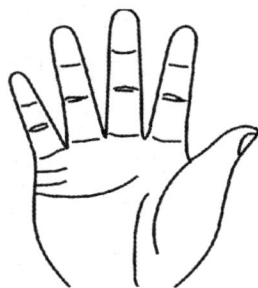

图267

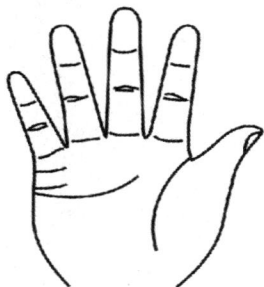

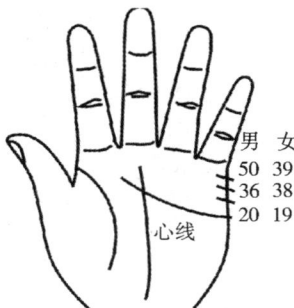

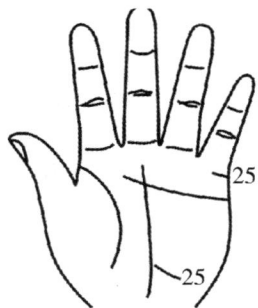

图268　　　　　　　　图269　　　　　　　　图270

男	女
50	39
36	38
20	19

心线

25

25

望手线

二、利用枝纹的影响线来占卜婚姻

1. 如果命运线上出现一条枝纹而这条枝纹的年龄区间与婚嫁线的年龄区间相附（图270）就肯定会在这个年龄区间结婚。

2. 如果命运线出现一条横切断纹而这条横切枝纹所在的年龄区间与婚嫁线的年龄区间相附（图271）就说明此婚姻受阻。

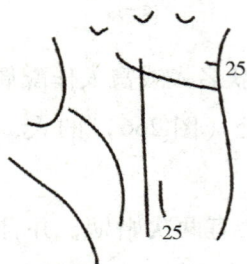
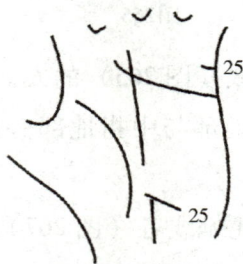
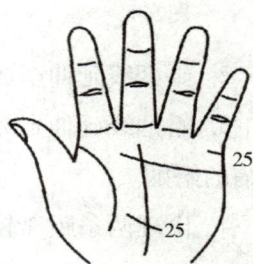

图271　　　　　　　　图272　　　　　　　　图273

3. 如果命运线上出现一条并行枝纹（图272），纹起点所处的年龄明显早过婚姻线的年龄，说明其恋爱时间较长，若其并行枝纹终止点所在的年龄区间与婚姻线的年龄相附的话，说明其与恋人终成眷属。若其并行枝纹终止点的年龄区域明显超越婚姻线的年龄的话就难以与深爱的人成眷属了。

4. 如果命运线中断处出现横切枝纹（图273），而此情况所处的年龄区间又与婚姻线年龄相附的话，即使结婚，也会产生波节。

谈直觉、成名、金星（情感线）三纹

直觉纹连接坤坎，清晰深刻料事如神。成名线掌根连环指，细润不断事半功倍。金星纹包围离卦，多情善愁常怀感慨。

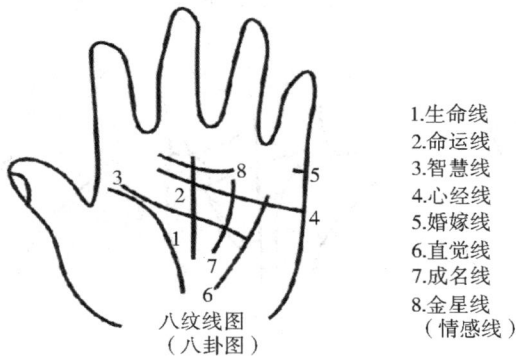

1.生命线
2.命运线
3.智慧线
4.心经线
5.婚嫁线
6.直觉线
7.成名线
8.金星线
（情感线）

八纹线图
（八卦图）

图274

从掌根峰坎位处与小指峰坤卦处有连接成一条纹的称为直觉线（即健康线）（图274－6），此纹顾名思义与人的直觉判断能力强弱有直接关系，如果此纹长得清晰、深刻者，则料事如神行动果断。如果直觉纹出现断续，在判断、料事方面会出现时好时差，如果直觉纹长得浅而又暗淡者，往往会处在对事情是有所预感，但在行动上往往会犹豫不决而影响效果。如果直觉纹直穿小指地部者，则事业成功，财运滚滚。而从掌根峰坎卦处有一条纹连贯环指峰（图274-7）的纹称为成名线，如果有成名线出现的人在事业前进的路上往往会得道多助；如果此纹长得细润不断者在事业成功路上更加事半功倍。金星纹也称为情感线，此纹是包围在中指峰与环指峰之间，即离卦处（图274-8），如果有金星纹出现的人往往是多情善感，愁怨感慨。

（一）直觉线（健康线）诸格

1. 未出现直觉线（图275），健康状况良好。

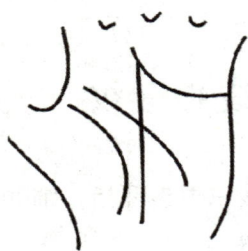
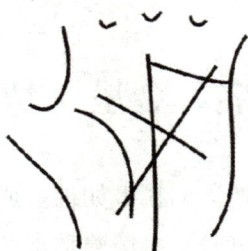
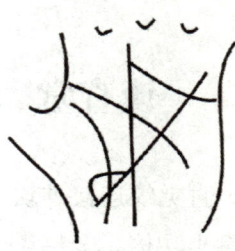

图275　　　　　　　　图276　　　　　　　　图277

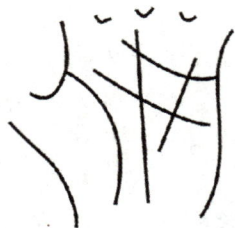
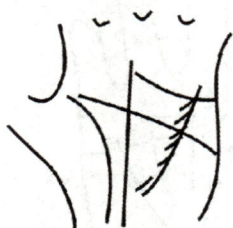
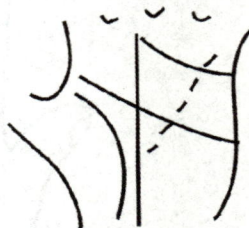

图278　　　　　　　　图279　　　　　　　　图280

2. 直觉线从小指峰出现越过生命线（图276），易患危险疾病。

3. 直觉线从小指峰出现越过生命线交点上有岛纹（图277），易患十分危险的疾病。

4. 直觉线不与生命线接触（图278）疾病无危险。

5. 直觉线出现断续（图280），消化系统疾病。

6. 直觉线出现波纹纹线（图281），消化系统疾病。

7. 直觉线出现多条细纹线（图279），消化系统疾病。

8. 直觉线出现岛纹（图282），慢性疾病，尤以胃溃疡居多。

（二）金星纹诸格

1. 有像针扎过的小点并列在金星纹旁（图283），应考虑是否患了性病。

2. 金星纹上有黑色斑点出现（图284），慢性性病。

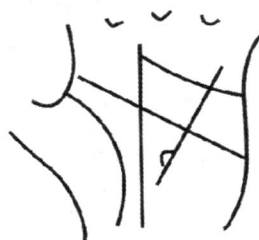

图281

（三）相腕纹歌赋诀

腕纹三条，全在掌根手腕，从上而下，福、禄、寿依次安排。福线清晰，定人健康多子息，纹凸向掌，肾元不充，子孙少。要知功名财富，只看禄线，若要长寿，寿线分明协调福禄。

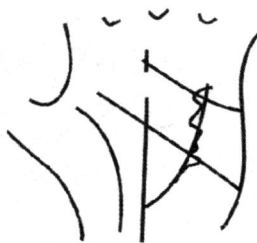

图282

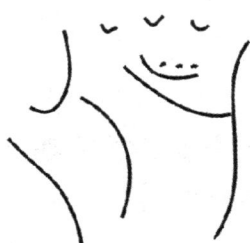

图283

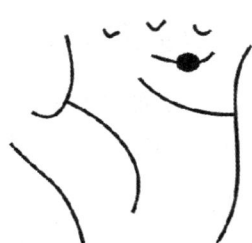

图284

（四）谈相腕纹

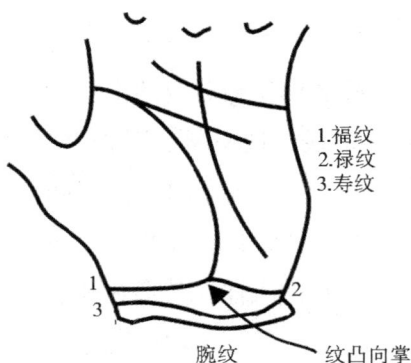

1.福纹
2.禄纹
3.寿纹

腕纹　　纹凸向掌

图285

腕纹一共有三条，位于掌根与手腕之处，从掌根依次而排为福、禄、寿三纹（图285），如果福线长得清晰而线条流畅者，身体健康，多子息。如果福线纹凸向掌（图285－1）的人就会肾元不充，子孙少。禄线主要是诊断一个人的功名财富，如果禄纹长得清晰的人再配上掌质、掌形、命运线、智慧线、直觉线皆长得好的人一定是功名财富都好如意，如果此人的掌质、掌形、命运线、智慧线都长得好，但禄纹长得不清晰，或短、或断续的话，他的功名及财富会大打折扣的。而寿线则是诊断人的寿命长短，如果寿线长得分明且协调福禄两线，生命线又长得好的人则健康长寿，如果生命线长得好，寿线有缺陷的话，寿命长短会打折扣的。

（五）相手纹缺点歌赋诀

生命线中断，肉体见灾星，线中有点，流水暂时停，命运线见叉，有事来挡驾；线中若见圈，人事间争执；线断不连续，翻车因出轨，智慧线弯曲，意志必恍惚；直纹横断切，记忆薄弱者，心经线断乱，心常遭刀割；婚嫁线见叉，志趣终难协。

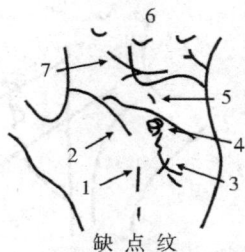

缺点纹

图286

（六）谈相手纹缺点

凡是手纹出现缺点都会出现相对应的不吉之事（图286），比如：生命线出现中断（图287－1）的人必定会在其生命线中断所在的年龄区间出现病危，或因意外危及生命，甚者死亡。生命线中有点出现（图287－2）的人往往就会在其点

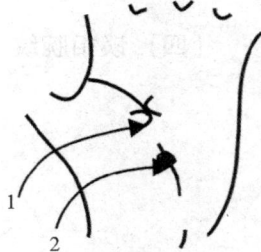

图287

出现的年龄区间身体出现危及生命的疾病，命运线上有叉纹出现（图288－1）的人在事业进展的路上往往会在叉纹出现的年龄区间遭受阻挡，命运线中有圈纹（图288－2）的人会在圈纹出现的年龄区间发生人事间的

争执。命运线断不连续（图 288 - 3）的人易在命运线断的年龄区间出现"翻车出轨"之祸，智慧线长得弯曲（图 289 - 1）的人"意志必恍惚"，智慧线出现有直纹横切断（图 289 - 2）的人为"记忆薄弱者"，心经线长得断乱（图 290 - 1）的人"心常遭刀割"。婚嫁线出现叉纹（图 290 - 2）的人，夫妻"志趣终难协"。

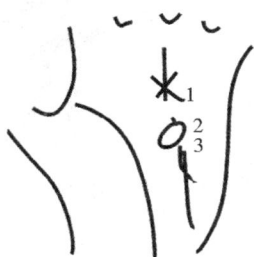
图288

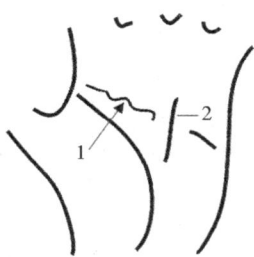
图289

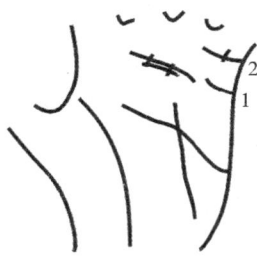
图290

（七）相枝纹歌赋诀

喜怒哀乐愁悲怨，官场、情场人生变幻无穷，主纹生出细纹，变迁显著枝纹长；变迁绥淡枝纹短（图 291），若问个中原委，察走某峰某纹，倘能细心参悟，可道出某年某事。

（八）枝纹（放纵线）诸格

1. 枝纹从艮卦起一直延伸到乾卦（图 292），沉溺于声色犬马。

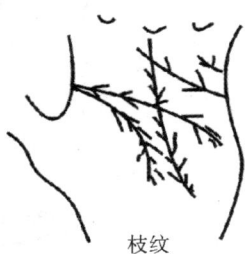
枝纹
图291

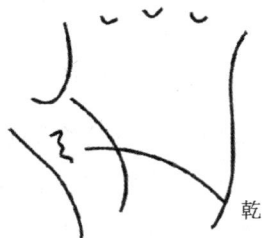
乾
图292

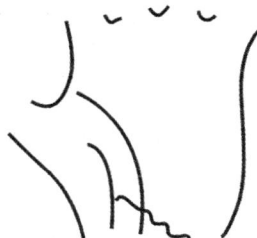
图293

2. 枝纹象生命线的副线或有支线伸至乾卦（图 293），因药物或性的魔力招至大病。

（九）相圈纹歌赋诀

纹上见圈主不利，身患疾病遭境。圈长时则长，圈短时则短（图294），参照纹质知属性，年龄时期能推算，圈后纹又如常，灾厄过后是平安，圈后纹断乱，逆运终期难了。

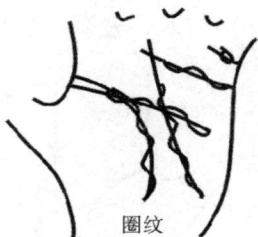

（十）相断纹歌赋诀

纹断不连有区别（图295），要看有无它纹连，有纹接续或傍附，灾难之中得救星，断处远离无纹应，性质严重非等闲，断处成钩最危险，生命线断残肉体，命运线断败事业。

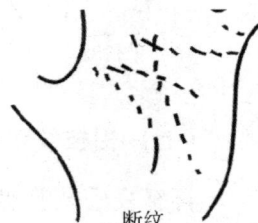

（十一）相方纹歌赋诀

方纹形四方（图296），吉凶细端详，方纹圈绕断纹处，凶险总能化为夷。掌峰见方纹，晚年得安闲，食指有方纹，财富可保障，生命线旁拇指峰方纹出现，进牢房。

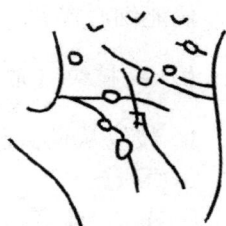

（十二）相扫帚纹歌赋诀

扫帚纹（图297）出纹尽端气血散乱出此形，显然之处算年龄，衰弱从此难恢复。

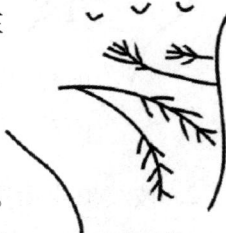

（十三）相点歌赋诀

纹上出点（图298），就象流水暂停，实况详情，依所在纹推断，点在生命线，肉体疾病；点在命运线，事业受挫；点是红色，事情急性；红点在掌峰，财源流通；点不论大小，总当在意。

（十四）相断链纹歌赋诀

细纹纽索曰断链（图299），分明气血不充盈。更有细纹横断，船漏更遭浪打，心线断续如链，恓

圈纹
图294

断纹
图295

方纹
图296

扫帚纹
图297

忡惊悸神乱，断链纹属智慧线，意志焕散头痛频。

（十五）相网纹歌赋诀

回纹纵横（图300），主减退，掌峰纹边均不宜，无名指峰出此纹，反复无常巧成拙。

（十六）相奇纹歌赋诀

奇纹奇特非常有，剪形、方形、独立位、圆圈、三角自线处；总非它纹相交成（图301），竖纹一条最为奇，二条次之三不足，慎重审察观手形，掌峰掌纹含其情，掌峰指上出奇纹，锦上添花好标成，主要掌纹均除外，直纹为上横纹下，直有顺利通达意，横有停顿塞滞意，横纹出现掌角峰，出门不利志受阻，无名指峰直纹见，智力倍人多成就，若得虎口出奇纹，荣华富贵袭固替。

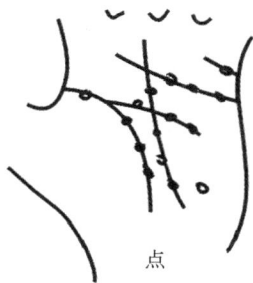

点

图298

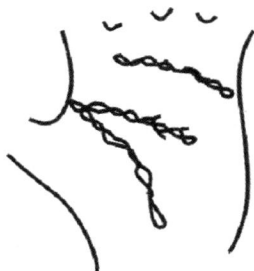

断链纹

图299

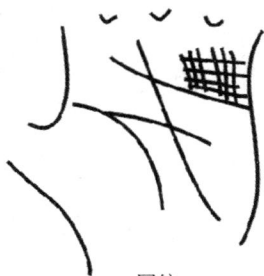

网纹

图300

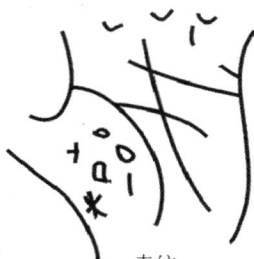

奇纹

图301

谈直觉、成名、金星（情感线）

三纹

· 157 ·

第十一讲

掌纹预测疾病概要

一、观察方法

观手纹必须双手对照（图302），观看时应特别注意异常纹线，观察掌纹时，主要观察生命线、命运线、心经线、智慧线及各指峰，因为每个指峰都有相应的"六经"通道，故每当人们患了某种疾患，其相应的部位就会出现异常，显示出许多纵横交错，杂乱无章的纹线，因而这些部位就是人们预测疾病的一种标志。

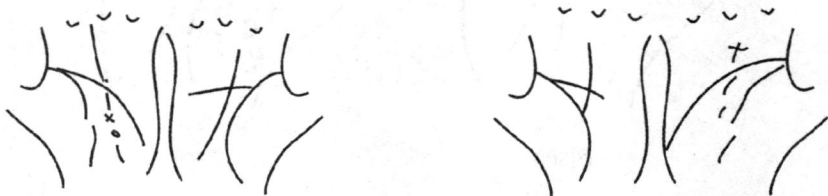

观手纹必双手对照

图302

二、疾病表现

（一）心脏病

1. 手掌呈红色，随着病情的加重逐渐变成紫红色者是心梗的前征，暗红青黑者是心衰之症状。

2. 手掌肉肿，手指麻木，或手指天部肉肿胀者易是风心或心肌炎的症状。

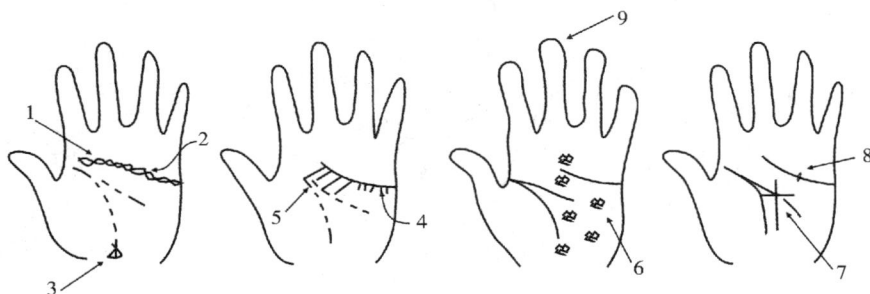

图303　心脏病图

3. 心经线长得很淡，或出现波浪形，甚至扭曲成索状（链状）（图303－1）的人往往是心脏的房室瓣膜闭锁不全及主动脉异常或病变等而造成导性心律不齐。

4. 心经线上出现许多纵线（图303－4）。

5. 心经线与生命线之间夹着几根斜线（图303－5）。

6. 生命线的末尾出现三角洲似的线条（三角纹）（图303－3）。

7. 因吸烟而患肺心病患者其掌面会出现像洒落的烟灰样朦胧的白斑点（图303－6）。

8. 在掌中央出现十字形的线纹（图303－7）。

9. 患心包炎时，左手发痛，心经线的中部呈黑暗色（图303－8），并时常感到疼痛。

10. 手指长得粗短呈鼓捶状（图303－9），多为先天性心脏病患者。

掌纹预测疾病概要

（二）脑溢血或脑血栓

1. 生命线出现叉纹重叠而形成淡而宽并且显得较松弛的弧线（图304 - 1）。

2. 心经线和智慧线长得粗细不一，或被切断（图304 - 2）。

3. 生命线、心经线和智慧线都出现褐色点块，即使用手按压其颜色不变（图304 - 3）。

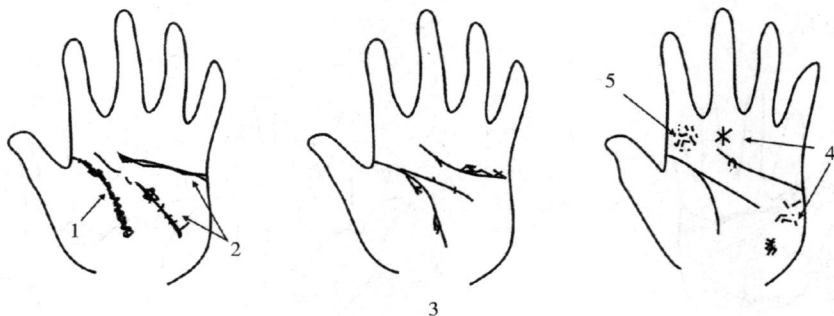

图304　脑出血图

4. 高血压患者，如果整个手掌呈红茶色时，就是脑溢血前兆。

5. 中指峰和掌角峰出现星状纹或杂纹的人（图304 - 4），若整天感到昏沉沉的话，就是中风的先兆。

6. 食指峰长得特别丰满的人为高血压患者，若食指峰出现特别肿胀其色特红者是脑血管意外的症状（图304 - 5）。

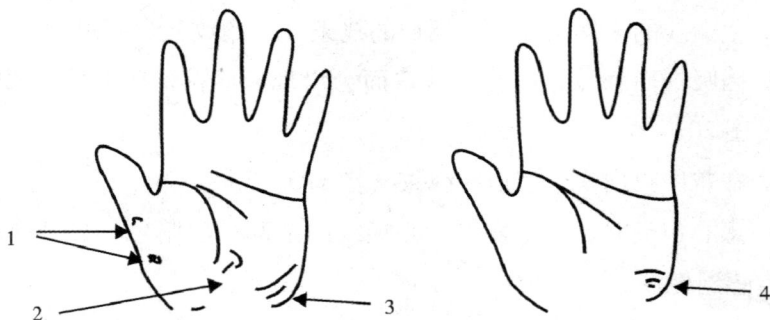

图305　肾脏病图

（三）肾脏病

1. 肾源性浮肿患者其拇指峰下部会出现特别肿胀鼓起的现象（图305－1）。

2. 生命线在掌根峰近端或交接处出现圈纹痣，色暗斑点者为肾结石患者（图305－2）。

3. 若掌角峰出现横纹有三条以上的人（图305－4），说明其肾病是比绞严重的，甚者是糖尿病引起的肾病。

4. 淋浴后，手上绞纹明显比平时淋浴后增多的话，就应警惕你是否正处在心脏病或肾病引起身体的轻微浮肿。

（四）膀胱炎

1. 智慧线向掌角峰下延伸，中途被切断并出现许多细纹（图306－1）。

2. 命运线近掌根峰处出现许多杂乱无章的细纹（图306－2）。

3. 小指峰与小指地部之间出现许多不规则细纹（图306－3）。

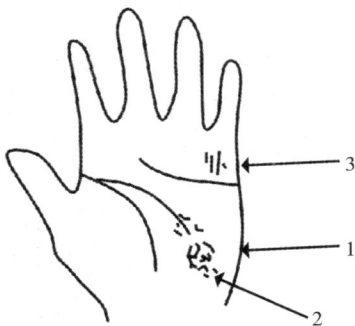

图306 膀胱炎图

（五）肠胃病

1. 指尖长得纤细，体质较弱的人易患胃病或胃下垂（图307－1）

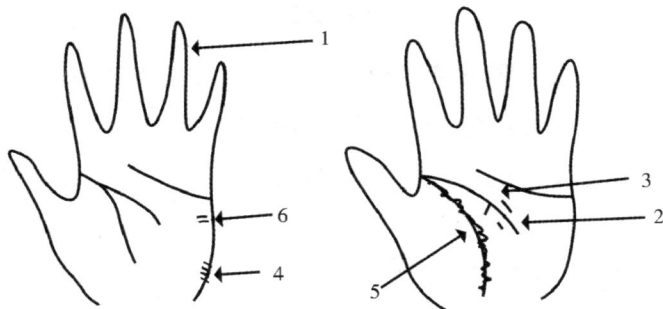

图307 肠胃病图

2. 手掌中间呈黑褐色（图307－2）。

3. 手掌中间出现方纹（图307－3）。

4. 掌角峰外侧皱纹多（图307－4）。

5. 手指尖冰冷苍白是慢性肠胃炎的症状，若加上掌中间或生命线上有红点出现的人易患肠胃癌。

6. 生命线纹变宽（图307－5），易为慢性痢疾或消化不良症状。

7. 掌边峰与掌角峰交接处出现红色或暗红色斑块或斑点易为结肠炎（图307－6），甚者会癌变。

（六）肝胆病

1. 整个掌面出现有暗红或紫色的斑点。

2. 生命线、智慧线、心经线上都出现有黄褐色色素沉着者，并且拇指峰或掌角峰都出现了暗红色、紫色、黄褐色斑点（图308－1），应是患了黄疸型肝炎，或肝炎并发症。

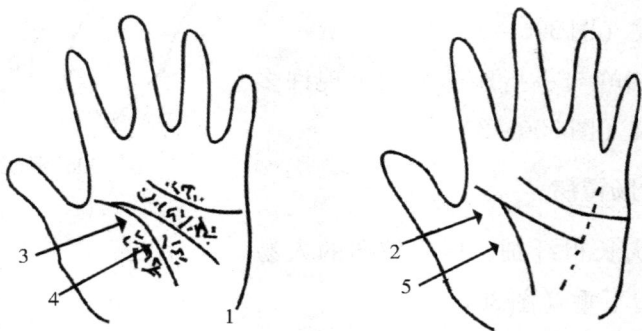

图308　肝胆病图

3. 生命线长得模糊不清或中断，并且食指峰与拇指上峰出现有暗红色、红色、黑红色斑点，易为肝炎病患者（图308－2）。

4. 位于食指峰与拇指上峰之间的生命线，出现杂乱无章细纹，并且有色素沉着点出现的人易患胆结石（图308－3），若其色素沉着点周围出现红色圈者为胆囊炎并发症。

5. 生命线出现红点，食指峰出现黑红色斑块的人，易患肝癌。

在临床上诊断肝病的虚实可通过观看病者的拇指峰疆域宽窄来判断，如果病者拇指峰疆域长得宽阔（图308－4）者多为实症，治疗原则是以疏肝为主。如果病者拇指峰疆域长得狭窄（图308－5）者多为虚症，治疗原则是以补肝为主，如：黄芪、杞子，等补药。

（七）糖尿病

1. 掌角峰出现多条横线或弧形短线（图309－1）。

2. 糖尿病长期患者，生命线会出现横断纹或生命线不成弧形而是成直线或大波浪线往下延伸（图309－2）。

3. 出现匙状指甲（图309－3）。

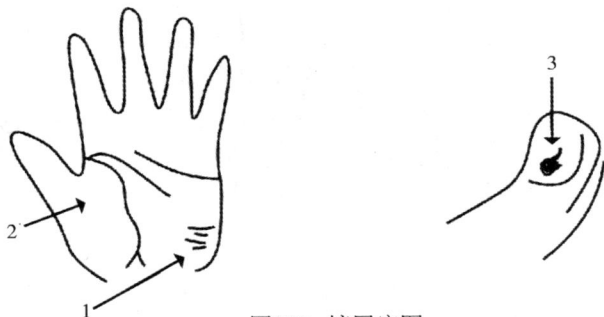

图309 糖尿病图

（八）风湿病

1. 一般手上的肌肉象水份很充盈一样的光滑感。

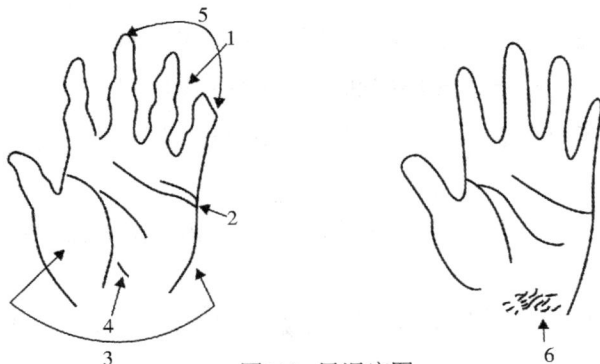

图310 风湿病图

掌纹预测疾病概要

2. 手指关节鼓起，或歪曲，或感到刺痛（图310－1）。

3. 痛风病患者的心经线起端有两条纹线（图310－2）。

4. 拇指峰，掌角峰不饱满，其肌肉缺乏回力（图310－3）。

5. 生命线位于拇指峰下端出现一分为二开口成较阔弧形者，是风湿病后期行走不便的后遗症（图310－4）。

6. 小指，环指弯曲（图310－5）是风湿性麻痹症。

7. 从手腕到掌角峰下部处出现黑色或暗紫色（图310－6）的，腰部疾患者可确诊为风湿性的，其时患者的双脚踝内侧也会出现黑色或暗紫色。

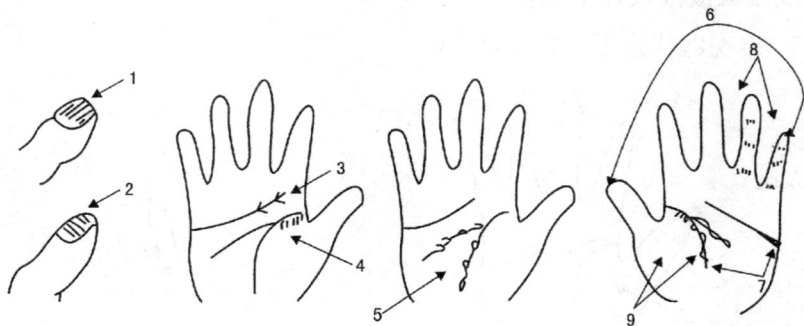

图311　呼吸系统病图

（九）呼吸系统

1. 指甲长得很薄，表面呈凹凸弯曲波浪状的人（图311－1），易患呼吸系统疾病。

2. 指甲有横沟出现（图311－1），多半是肺结核病患者。

3. 生命线的起点出现多条纵线切断纹（图311－3）。

4. 心经线未端出现被切成肋骨状条纹（图311－4）。

5. 生命线与智慧线上出现许多小眼圈（图311－5），易是肺结核患者。

6. 小指弯曲，大拇指天部长得特短或短小者易患心肺合并症疾患（图311－6）。

7. 生命线、智慧线及心经线起端出现杂乱无章线纹者（图311－7），易患肺结核及肺心病。

8. 小指、环指的关节处都有青筋暴出者（图311－8）。

9. 拇指峰青筋怒起且色暗，且生命线杂纹多者易患肺结核或哮喘病（图311－9）。

10. 拇指峰色暗有红点出现及生命线有叉纹、勾纹或红点出现的肺部病患者应是癌症无疑。

（十）感冒、咽喉炎

1. 手掌变青、红混杂色，小指、环指有青筋暴出（图312－2），是感冒造成发热的征兆。

2. 心经线上出现纵线纹（图312－2）者，易患咽喉炎，如纵线纹处出现红点或生命线出现红点者易患喉癌。

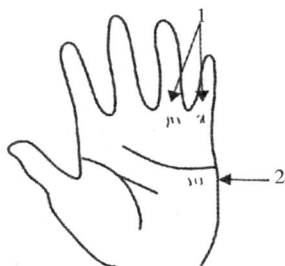

图312 感冒咽喉炎图

（十一）神经系统疾病

1. 智慧线上出现连续裂缝的人（图313－1），容易患头痛，丧失记忆病症。

2. 智慧线上出小眼圈纹者（图313－2），会患大脑疾病。

3. 十指天部出现横纹者易患头痛，头晕病症，并且智力低下。

4. 颈椎严重异常者，整个手型象猿猴一样弯曲。

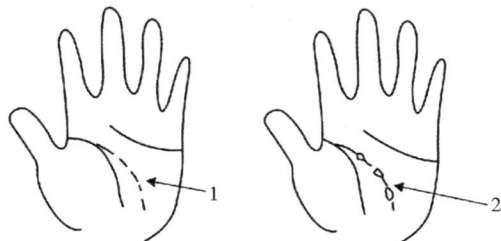

图313 神经系统疾病图

（十二）精神病

1. 心经线上出现小眼圈纹（图314－1）者，表明已出现神经衰弱。

2. 智慧线长得弯弯曲曲一直延伸到掌角峰下部（图314－2），一

· 165 ·

般是内向型精神病患者。

3. 智慧线起于生命线的中间并向掌根峰延伸直落（图314－3），为精神病患者。

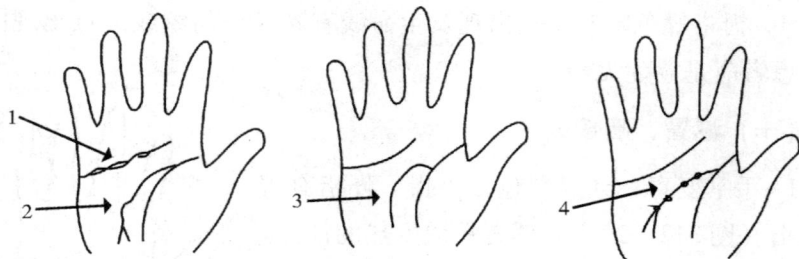

图314　精神病图

4. 智慧线上出现黑点或红点或污点（图314－4）的人易患脑肿瘤并发精神病症。

（十三）妇科病

1. 在手腕福纹靠掌角峰与掌根峰交接处（图315－1）用手指轻按可感到搏动者，易患输卵管闭塞，或附件炎。

2. 掌角峰长得松弛，并且色暗白（图315－2）者多是习惯性流产患者。

3. 生命线上有眼圈纹并且掌角峰处有许多横细纹出现（图315－3），说明子宫发育不良或功能低。

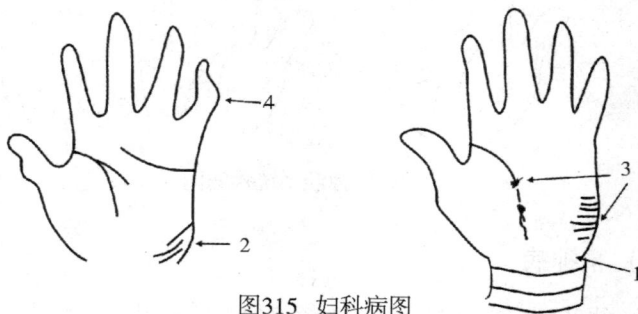

图315　妇科病图

4. 小指长得弯曲（图315－4），表明卵巢功能差，甚者不育。

建议：熟记指掌图歌及指掌图（316）。

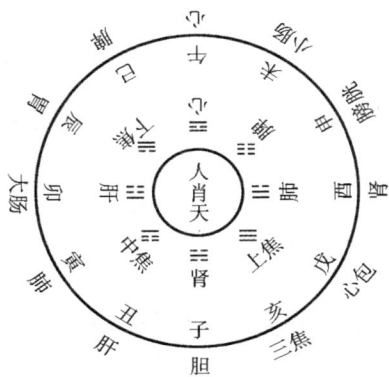

图316

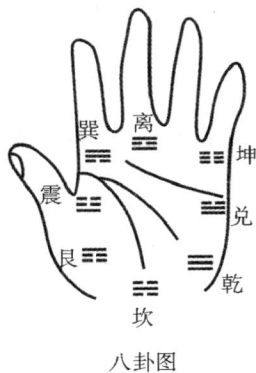

八卦图

掌纹预测疾病概要

第十二讲

灵枢经里的望诊

为了便于大家学习望诊，现将《灵枢经》与望诊有关的内容摘录如下。

1. 《灵枢·经脉篇》

凡诊络脉，脉色青则寒且痛，赤则有热。胃中寒，手鱼之络多青矣；胃中有热，鱼际络赤；其暴黑者，留久痹也；其有赤、有黑、有青者，寒热气也；其青短者，少气也。

提示：熟记十二宫部位、指掌图，就可根据其脉络色显：青、赤、黑所在部位来诊断疾病。

如：胃脘痛，若病者除上所述，手鱼际之络脉显病色外，其印堂，两颧的络脉亦出现病色者，应诊断其病在"心"。

2. 《灵枢·师传篇》

黄帝曰：本藏以身形支节胭肉，候五藏六府之小大焉。今夫王公大人，临朝即位之君，而问焉，谁可扪循之而后答乎？岐伯曰：身形支节者，藏府之盖也，非面部之阅也。

黄帝曰：五藏之气，阅于面者，余已知之矣，以肢节知而阅之，奈何？

岐伯曰：五藏六府者，肺为之盖，巨肩陷，咽候见其外。黄帝曰：善。

岐伯曰：五藏六府，心为之主，缺盆为之道，骷骨有余，以候髑骬。黄帝曰：善。

岐伯曰：肝者，主为将，使之候外，欲知坚固，视目小大。黄帝曰：善。

岐伯曰：脾者，主为卫，使之迎粮，视唇舌好恶，以知吉凶。黄帝曰：善。

岐伯曰：肾者，主为外，使之远听，视耳好恶，以知其性。黄帝曰：善。愿闻六府之候。岐伯曰：六府者，胃为之海，广骸、大颈、张胸，五谷乃容。鼻隧以长，以候大肠；唇厚，人中长，以候小肠；目下果大，其胆乃横；鼻孔在外，膀胱漏泄；鼻柱中起，三焦乃约，此所以候六府者也，上下三等，藏安且良矣。

以上的论述对我们审察病机及转归有很大的启发，如碰上咳嗽或哮喘病有，若患者长得肩宽而厚，鼻翼园厚者就易治，若患者长得肩薄而尖削，鼻翼薄而露灶的话，就难治；正如俗话说："膊头高过耳，十足肺劳短命鬼"。

3. 《灵枢·五阅五使篇》

黄帝问于岐伯曰：余闻刺有五官五阅，以观五气。五气者，五藏之使也，五时之副也，愿闻其五使当安出？岐伯曰：五官者，五藏之阅也。黄帝曰：愿闻其所出，令可为常。岐伯曰：脏出于气口，色见于明堂，五色更出，以应五时，各如其常，经气入藏，必当治里。

帝曰：善。五色独决于明堂乎？岐伯曰：五官以辨，阙庭必张，乃立明堂。明堂广大，蕃蔽见外，方壁高基，引垂居外，五色乃治，平博广大，寿中百岁，见此者，刺之必巳，如是之人者，血气有余，肌肉坚致，故可苦以针。

黄帝曰：愿闻五官，岐伯曰：鼻者，肺之官也；目者，肝之官也；口唇者，脾之官也，舌者，心之官也；耳者，肾之官也。

黄帝曰：以官何候？岐伯曰：以候五藏，故肺病者，喘息鼻胀；肝病者，眦青；脾病者，唇黄；心病者，舌卷短，颧赤；肾病者，颧与颜黑。

黄帝曰：五脉安出，五色安见，其常色殆者如何？岐伯曰：五官不辨阙庭不张，小其明堂，蕃蔽不见，又埤其墙，墙下无基，垂角去外。如是者，虽平常殆，况加疾哉。

黄帝曰：五色之见于明堂，以观五藏之色，左右高下，各有形乎？岐伯曰：府藏之在中也，各以次舍，左右上下，各如其度也。

以上五藏主五官，五官主五色，皆为我们诊断五藏之疾病起很大的帮助，而值得注意的是中医的五藏并不等于西医的五藏，因为中医讲的是藏象。如上所述："肺病者，喘息鼻胀"，此病征在西医的肺心病患者，或心衰病患都有此病征。又如："肝病者，眦青"。在西医的风心病、痛风病等亦有此病征。又如"脾病者，唇黄"。在西医的肝、胆病亦有此病征，若大家留意藏象与真正脏腑的关系，在望诊上就事半功倍了。

4.《灵枢·本藏篇》

岐伯曰：赤色小理者心小，粗理者心大。无髑骬者，心高，髑骬小、短、举者，心下。髑骬长者，心下坚，髑骬弱小以薄者，心脆。髑骬直下不举者，心端正，髑骬倚一方者，心偏倾也。

白色小理者，肺小，粗理者，肺大，巨肩反膺陷喉者，肺高，合腋张胁者，肺下。好肩背厚者，肺坚，肩背薄者，肺脆。背膺厚者，肺端正，胁偏疏者，肺偏倾也。

青色小理者，肝小，粗理者，肝大，广胸反骹者，肝高。合胁兔骹者，肝下。胸胁好者，肝坚；胁骨弱者，肝脆。膺腹好相得者，肝端正；胁骨偏举者，肝编倾也。

黄色小理者，脾小；粗理者，脾大。揭唇者，脾高，唇下纵者，脾下，唇坚者，脾大；唇大而不坚者，脾脆。唇上下好者，脾端正；唇偏举者，脾偏倾也。

黑色小理者，肾小，粗理者，肾大。高耳者，肾高，耳后陷者，肾下。耳坚者，肾坚，耳薄不坚者，肾脆。耳好前居牙车者，肾端正，耳偏高者，肾偏倾也。……

肺合大肠，大肠者，皮其应，心合小肠，小肠者，脉其应。肝合胆，胆者，筋其应。脾合胃，胃者，肉其应。肾合三焦膀胱，三焦膀胱者，腠理毫毛其应。

黄帝曰：应之奈何？岐伯曰：肺应皮，皮厚者，大肠厚；皮薄者，大肠薄；皮缓、腹里大者，大肠大而长；皮急者，大肠急而短；皮滑者，大肠直；皮肉不相离者，大肠结。

心应脉，皮厚者脉厚，脉厚者，小肠厚；皮薄者，脉薄，脉薄者，小肠薄；皮缓者，脉缓，脉缓者，小肠大而长；皮薄而脉冲小者，小肠小而短。诸阳经脉皆多纡屈者，小肠结。

脾应肉，肉䐃坚大者，胃厚，肉䐃幺者，胃薄。肉䐃小而幺者，胃不坚；肉䐃不称身者，胃下，胃下者，下管约不利，肉䐃不坚者，胃缓，肉䐃无小里累者，胃急。肉䐃多少里累者，胃结，胃结者，上管约不利也。

肝应爪，爪厚色黄者，胆厚；爪薄色红者，胆薄。爪坚色青者，胆急；爪濡色赤者，胆缓；爪直色白无约者，胆直；爪恶色黑多纹者，胆结也。

肾应骨，密理厚皮者，三焦膀胱厚；粗理薄皮者，三焦膀胱薄；蔬腠理者，三焦膀胱缓，皮急而无毫毛者，三焦膀胱急。毫毛美而粗者，三焦膀胱直；稀毫毛者，三焦膀胱结也。

黄帝曰：厚薄美恶，皆有形，愿闻其所病。岐伯答曰：视其外应，以知其内藏，则知所病矣。

此篇对诊断先天性疾病有很大的借鉴，因为人的长相不相称、皮肤纹理的粗细、及色泽，都会直接影响人的身体健康状态，如果一个人他的长相是五官端正，身型与头面相称，皮肤纹理粗细适度，肤色与人形相生，那么，这种人就不会有先天性疾病；如果一个人他的长相是五官不相称，或身型与头面不相称、皮肤纹理粗细不均、色与形相克，都易患先天性疾病，如：地中海贫血者，其面相特征是：两眼距离宽，山根低陷，俗称马鞍鼻。这就是典型的五官不相称之格。

5.《灵枢·五色篇》

雷公问于黄帝曰：五色独决于明堂呼？小子未知其所谓也。黄帝曰：明堂者，鼻也；阙者，眉间也；庭者，颜也；蕃者，颊侧也；蔽者，耳门也。其间欲方大，去之十步，皆见于外，如是者寿，必中百岁。

雷公曰：五官之辨，奈何？黄帝曰：明堂骨高以起，平以直，五藏次于中央，六腑挟其两侧，首面上于阙庭，王宫在下极，五藏安于胸中，真色以致，病色不见，明堂润泽以清，五官恶得无辨乎？

雷公曰：其不辨者，可得闻乎？黄帝曰：五色之见也，各出其色部。部骨陷者，必不免于病矣。其色部乘袭者，虽病甚，不死矣。

雷公曰：官五色奈何？黄帝曰：青黑为痛，黄赤为热，白为寒，是谓五官。

雷公曰：病之益甚，与其方衰，如何？黄帝曰：外内皆在焉。切其脉口，滑小紧以沉者，病益甚，在中；人迎气大紧以浮者，其病益甚，在外。其脉口浮滑者，病日进；人迎沉而滑者，病日损。其脉口滑以沉者，病日进，在内；其人迎脉滑盛以浮者，其病日进，在外。脉之浮沉及人迎与寸口气大水等者，病难已。病之在藏，沉而大者，易已，小为逆；病在府，浮而大者，其病易已。人迎盛坚者，伤于寒，气口盛坚者，伤于食。

雷公曰：以色言病之间甚，奈何？黄帝曰：其色粗以明，沉大者为甚，其色上行者，病益甚；其色下行者，如云彻散者，病方已。五色各有藏部，有外部，有内部也。色从外部走内部者，其病从外走内；其色从内走外者，其病从内走外。病生于内者，先治其阴，后治其阳，反者益甚；其病生于阳者，先治其外，后治其内，反者益甚。其脉滑大，以代而长者，病从外来，目有所见。志有所恶，此阳气之并也，可变而已。

雷公曰：小子闻风者，百病之始也；厥逆者，寒湿之起也，别之奈何？黄帝曰：常候阙中，薄泽为风，冲浊为痹，在地为厥。此其常也，各以其色言其病。

雷公曰：人不病卒死，何以知之？黄帝曰：大气入于脏腑者，不病而卒死矣。雷公曰：病小愈而卒死者，何以知之？黄帝曰：赤色出两颧，大如母指者，病虽小愈，必卒死。黑色出于庭，大如母指，必不病而卒死。

雷公再拜曰：善哉！其死有期乎？黄帝曰：察色以言其时。雷公曰：善乎！愿卒闻之。黄帝曰：庭者，首面也；阙上者，咽喉也；阙中者，肺也；下极者，心也。直下者，肝也；肝左者，胆也，下者，脾也；方上者，胃也；中央者，大肠也；挟大肠者，肾也；当肾者，脐也；面王以上者，小肠也；面王以下者，膀胱子处也；颧者，肩也；颧后者，臂也，臂下者，手也；目内眦上者，膺乳也；挟绳而上者，背也。循牙车以下者，股也；中央者，膝也；膝以下者，胫也；当胫以下者，足也；巨分者，股里也；巨屈者，膝膑也。此五藏六腑肢节之部也，各有部分。有部分，用阴和阳，用阳和阴，当明部分，万举万当，能别左右，是谓大道，男女异位，故曰阴阳，审察泽夭，谓之良工。

沉浊为内，浮泽为外，黄赤为热，青黑为痛，白为寒，黄而膏润为脓，赤甚者为血痛，甚为挛，寒甚为皮不仁。五色各见其部，察其浮沉，以知浅深。察其泽夭，以观成败；察其散搏，以知远近；视色上下，以知病处；积神于心，以知往今。故相气不微，不知是非，属意勿去，乃知新故。色明不粗，沉夭为甚，不明不泽，其病不甚。其色散，驹驹然，未有聚；其病散而气痛，聚未成也。

肾乘心，心先病，肾为应，色皆如是。

男子在于面王，为小腹痛，下为卵痛，其圜直为茎痛，高为本，下为首，狐疝溃阴之属也。女子在于面王，为膀胱子处之病，散为痛，搏为聚，方员左右，各如其色形。其随而下至胝，为淫，有润如膏状，为暴食不洁。

左为左，右为右，其色有邪，聚散而不端，面色所指者也。色者，青黑赤白黄，皆端满有别乡。别乡赤者，其色赤，大如榆荚，在面王为不日。其色上锐，首空上向，下锐下向，在左右如法。以五色命藏，青为肝，赤为心，白为肺，黄为脾，黑为肾。肝合筋，心合脉，肺合皮，脾合肉，肾合骨也。

此篇对诊断病者病情的凶吉有很大的帮助，在临床上我们可以通过观察病者的鼻、印堂、面颜、脸颊、耳门的气色来定生死。如：心脑血管病患者或心梗病患者，虽经救治已开始好转，但观其病者，颜面如涂脂彩、两颧出现赤色的话，此人病情就不会乐观，因其随时都有会卒死的的可能。正如文中所说："赤色出现两颧，大如拇指者，病虽小愈，必卒死"。若以上病患者经救治后，虽不见有明显起色，但观其病者，面颜转青，两颧出现黑色经脉的话，则为"肾乘心"之征兆，即出现水火既济的现象，说明其病者还有延长生命的迹象。正如文中所说："其色部乘袭者，虽病甚，不死矣"。

6.《灵枢·阴阳二十五人篇》

黄帝曰：余闻阴阳之人，何如？伯高曰：天地之间，六合之内，不离于五，人亦应之。故五五二十五人之政，而阴阳之人不与焉。其态又不合于众者五，余已知之矣。愿闻二十五人之形，血气之所生，别而以候，从外知内，何如？岐伯曰：悉乎哉问也，此先师之秘也，虽伯高犹不能明之也。黄帝避席遵循而却曰：余闻之，得其人弗教，是谓重失，得而泄之，天将厌之。余愿得而明之，金柜藏之，不敢扬之。岐伯曰：先立五形金木水火土，别其五色，异共五形之人，而二十五人具矣。黄帝曰：愿卒闻之。岐伯曰：慎之慎之，臣请言之。

木形之人，比于上角，似于苍帝。其为人苍色，小头，长面，大肩背，直身，小手足，好有才，劳心，少力，多忧，劳于事。能春夏不能秋冬，感而病生。足厥阴，佗佗然。大角之人，比于左足少阳，少阳之上，遗遗然。左角（一曰少角）之人，比于右足少阳，少阳之下，随随然。钛角（一曰右角）之人，比于右足少阳，少阳之上，推推然。判角之人，比于左足少阳，少阳之下，括括然。

火形之人，比于上徵，似于赤帝。其为人赤色，广䏶，锐面小头，好肩背髀腹，小手足，行安地，疾心，行摇，肩背肉满。有气，轻财，少信，多虑，见事明，好颜，急心，不寿暴死。能春夏不能秋冬，秋冬感而病生。手少阴核核然。质徵之人（一曰质之人，一曰太徵），比于左手太阳，太阳之上肌肌然。少徵之人，比于右手太阳，太阳之下惆惆然。右徵之人，比于右手太阳，太阳之上鲛鲛然（一曰熊熊然）。质判（一曰质徵）之人，比于左手太阳，太阳之下支支颐颐然。

土形之人，比于上宫，似于上古黄帝。其为人黄色，圆面，大头，美肩背，大腹，美股胫，小手足，多肉，上下相称，行安地，举足浮，安心，好利人，不喜权势，善附人也。能秋冬不能春夏，春夏感而病生。足太阴敦敦然。太宫之人，比于左足阳明，阳明之上婉婉然。加宫之人（一曰众之人），比于右足阳明，阳明之下坎坎然，少宫之人，比于右足阳明，阳明之上枢枢然。左宫之人（一曰众之人，一曰阳明之上），比于右足阳明，阳明之下兀兀然。

金形之人，比于上商，似于白帝。其为人方面，白色，小头，小肩背，小腹，小手足，如骨发踵外，骨轻，身清谦，急心，静悍，善为吏。能秋冬不能春夏，春夏感而病生。手太阴敦敦然。钛商之人，比于左手阳明，阳明之上廉廉然。右商之人，比于左手阳明，阳明之下脱脱然。左商之人，比于右手阳明，阳明之上监监然。少商之人，比于右手阳明，阳明之下严严然。

水形之人，比于上羽，似于黑帝。其为人黑色，面不平，大头谦颐，小肩，大腹，动手足，发行摇身，下尻长，背延延然。不敬畏，善欺绐人，戮死。能秋冬，不能春夏，春夏感而病生，足少阴汗汗然。大羽之上，比于右足太阳，太阳之上颊颊然。少羽之上，比于左足太阳，太阳之下纡纡然。众之为人（一曰加之人），比于右足太阳，太阳之下洁洁然。桎之为人，比于左足太阳，太阳之上安安然。是故五形之人二十五变者，众之所以相欺者是也。

黄帝曰：得其形，不得其色何如？岐伯曰：形胜色，色胜形者，至其胜时年加，感则病行，失则忧矣。形色相得者，富贵大乐。黄帝曰：其形色相胜之时，年加可知乎？岐伯曰：凡年忌上下之人，大忌常加七岁，十六岁，二十五岁，三十四岁，四十三岁，五十二岁，六十一岁，皆人之大忌，不可不自安也，感则病行，失则忧矣。当此之时，无为奸事，是谓年忌。

黄帝曰：夫子之官，脉之上下，血气之候，以知形气奈何？岐伯曰：足阳明之上，血气盛则髯发美长；血少气多则髯短，故气少血多则髯少；血气皆少则无髯，两吻多画。足阳明之下，血气盛则下毛美长至胸；血多气少则下毛美短至脐，行则善高举足，足指少肉，足善寒；血少气多则肉而善瘃；血气皆少则无毛，有则稀枯悴，善痿厥足痹。足少阳之上，气血盛则通髯美长；血多气少则通髯美短；血少气多则少髯；血气皆少则无须，感于寒湿则善痹，骨痛爪枯也。足少阳之下，血气盛则胫毛美长，外踝肥，血多气少则胫毛美短，外踝皮坚而厚；血少气多则毛少，外踝皮薄而软；血气皆少则无毛；外踝瘦无肉。足太阳之上，血气盛则美眉，眉有毫毛；血多气少则恶眉，面多少理；血少气多则面多肉；血气和则美色。足太阳之下，血气盛则跟肉满，踵坚气少血多则瘦，跟空；血气皆少则喜转筋，踵下痛。手阳明之上，血气盛则髭美；血少气多则髭恶；血气皆少则无髭。手阳明之下，血气盛则腋下毛美，手鱼肉以温；气血皆少则手瘦以寒。手少阳之上，血气盛则眉美以长，耳色美；血气皆少则耳焦恶色。手少阳之下，血气盛则手卷多肉以温；血气皆少则寒以瘦；气少血多则瘦以多脉。手太阳之上，血气盛则口多须，面多肉以平；血气皆少则面瘦恶色。手太阳之下，血气盛则掌肉充满；血气皆少则掌瘦以寒。

黄帝曰：二十五人者，刺之有约乎？岐伯曰：美眉者，足太阳之脉，气血多；恶眉者，血气少；其肥而泽者，血气有余，肥而不泽者，气有余血不足；瘦而无泽者，气血俱不足。审察其形气有余不足而调之，可以知逆顺矣。黄帝曰：刺其诸阴阳奈何？岐伯曰：按其寸口人迎，以调阴阳，切循其经络之凝涩，结而不通者，此于身皆为痛痹，甚则不行，故凝涩。凝涩者，致气以温之，血和乃止。其结络者，脉结血不和，决之乃行。故曰：气有于余上者，导而下之；气不足于上者，推而休之；其稽留不至者，因而迎之；必明于经隧，乃能持之，寒与热争者，导而行之；其宛陈血不结者，则而予之。必先明知二十五人，则血气之所在，左右上下，刺约毕也。

此篇将人明确分为二十五类形，而每一类形的人，由于其阴阳五行分布比例不同，而造成各自的相貌特点，而通过把握好这些相貌特点，对我们在临床上诊断其病症是否源于内因（本质）或外因，起很大的帮助。

如：一个人长得面尖锐，头尖小、额突、肩肉薄、手足小尖、肤色红赤的话，那么就是典型的火之人，在人体五脏五行的分属是属火，而五行的火性为热，故这类人的质地为热底，并易患"心疾"，（在此再次提醒大家，中医脏腑是指脏象，而不是西医的脏器。如：中医的心疾，从西医的角度来看应包括：心脑血管，神经系统，精神病等方面），若火形人面颜如涂脂彩样的话，就说明此人易卒死。若一个人长相、身形都是火形，但其肤色是青色，青色为木色，而肝属木，而木性为风，在五行相生相克中，木生火，故此人为木生火形人，即为色生形者，故此人的底子为风热，即风火相煽形，故易患"肝、心合病"。若一个人长得相形是火形，而肤色是黄色的话，就是火生土形人，为形生色者；黄色属土色，脾属土，土性湿，故此人的底子是湿、热型，易患"心脾合病"，以上所谈到的色生形者与形生色者，在相学中都称之为富贵大乐之相，这种人即使患病都比较易治，即使病危都较易抢救过来。而如果一个人长得相形都属火形，而肤色是白色的话，那就是火克金形人，为形克色者，白色属金色，肺属金，金性燥，故此人的底子是火、燥形，易患"心、肺合病"，如果一个人长得相形是火形，其肤色是黑色的话，那么这个人就属水克火形人，为色克形者，黑色为水色，肾属水，性寒，故此人的底子为寒、热，即寒热交错形，易患"心、肾合病"。在相学上不管是色克形或形克色者，都称之为贱人，这类人往往在大忌之年或年忌之时，

灵枢经里的望诊

会遇事不顺、病痛缠身，严重者死亡。

在临床上，我们往往碰到的长相身形都不显得是单一的五行中的一行，肤色也不是单一的肤色，碰到这种情况，我们又该如何去分类呢？我们就应该先从其头面找出其最突显五行中的一行来定位，再从身形找出其最突显的一行来定位，肤色也是以最显之色来定位。如：一个人的头形是头尖小，额突，圆脸的话，就以火形突出的头额来定为火型；如一个人的身形长得肩薄、身直、骨皮显露，骨粗的话，就以金形显露的肩、骨皮来定其身形为金形。如果一个人的头面是火型，身形是金形，那就是火合金形人，若皮肤是黄中透红的话，就以主色黄色为其肤色。如果金合火形人，其肤色以黄色为主色的话，就形成形生色，色生形之局，从而化解了形克形的不利之局，成为相生局；这类人的病的比较易治的，如果金火合形之人，其肤色是青色的，由于青色是木，与火形相生，遇金形相克，故其色对其金火合形来讲，是起一个和稀泥的局面，故这类还是火克金形人。如果金火合型之人，其肤色是白色的话，就会使其人的金的属性加强，而起侮火的局面，这类人易出现"金火胜复之作"的疾患。如果金合水形之人，其肤色是黑色的话，就形成色克形，形生色的局面，为和平之局。

在临证时上除了对人的形类来观察其病相外，还应考虑其人的命图、病图及诊病时的时图、患病时的时图，再作定论，这样才能提高诊断能力及治病疗效。

李阳波望诊医案详解

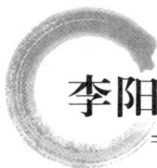

我曾经治疗过两例红斑狼疮患者，由于她们相貌不同，出生时相点不同，所以疗效也不同，现将其经过讲述如下：

1975年7月8日下午，铁路工务段的张师傅带着他的二女儿小菊来找我，一见面张师傅就迫不及待地对我说："小李医生，你一定得想办法救救她。"而在他对我说这番话之时，我已潜下心认真地审视着小菊，所以当其话音一落，我就信心十足地对他说："张师傅别急，请坐下，有话慢慢说。小菊呀，我看她吉人自有天相，就算她患了不治之症，我都敢对你打下保票，一个月内一定能治好她。"张师傅虽然半信半疑，但毕竟是抱着一线希望。所以，他坐下后就对我说："小菊她从今年5月底开始出现低烧，面部、手、手臂出现较对称的红斑，开始在铁路医院看，诊断为感光性皮炎，但不见好，就转去医学院附院看，诊断同铁路医院。其间时好时坏，最近还出现心悸，关节痛，红斑更显，色更深，所以一直看她病的医生就带她给一位老教授看，那位老教授看后就说怀疑她是患……"

当张师傅将要说出病名时，我马上就插嘴说："红斑性狼疮。"话音刚落，张师傅就惊讶地说："你怎么知道？你、你真神了，那位教授确实是这么说，而后来检查结果也是这样，病历我都带来了，你需不需要看？"我说："不必啦，你只要把你女儿的生辰八字告诉我就得了。"这时一直紧靠张师傅坐的小菊连忙说："我是1953年6月10日出生的。"我说："好！现在就开方。"方开好后，嘱其服法。结果一个星期后，所有症状消失。嘱其继续服药，服够一月后再去医学院复检，检查结果一切正常，而直到现在十多年里，患者已结婚生子，身体都保持健康状态。据她亲口说，自从那次病愈后，连一般的感冒发热都很少。注意：红斑性狼疮是结缔组织病变的现象，是不可逆的，这种病患者最后都是死于肾衰竭，而病急者一般只能活 3~5 年，病缓者一般活 8~10 年。我之所以够胆口出狂言，是有相为依据的，现在就同大家分析：

一、相貌分析

小菊：中等身材，骨细，肥瘦适中，头圆、鹅蛋脸、额饱满、印堂、山根平满、准头、鼻翼圆厚，肤色白，属土金相生形人，而细观其印堂、山根气色，虽不润泽，但亦不显病色，所以，一眼望去就知道她不是短命相，由于她不是短命相，又属于土金相生形人，这种人即使病重、病危都易出生机。

二、命、时、病图分析：

1. 出生时相框架及命图：

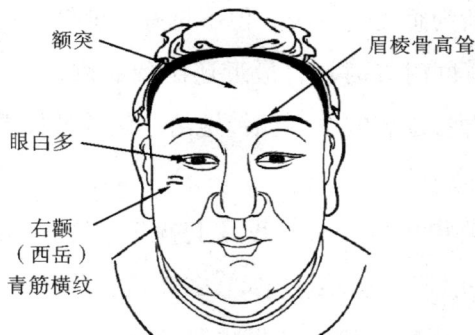

额突　　　　　　　　　眉棱骨高耸

眼白多

右颧
（西岳）
青筋横纹

2. 病发时相框架及命图：

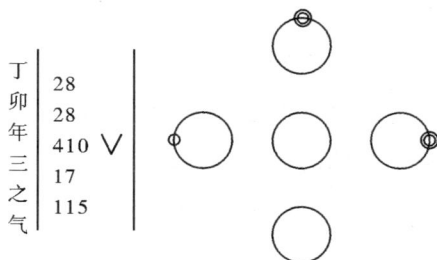

丁卯年三之气
```
28
28
410  ∨
17
115
```

3. 命图 + 时图得病图：

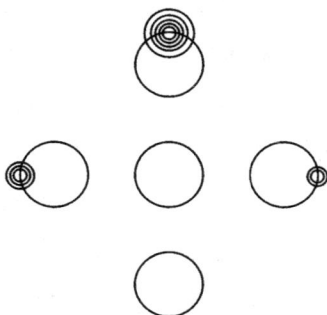

从病图上我们看到此病因明显是：

①少阴、少阳气立太过施于阳明，使阳明气立不能正常合、降（火克金）。

②由于阳明气立受到火太过的克制，造成厥阴气立反施阳明，使其更不能合、降（木侮金）。而此病的脏象主要是"肺"因肺主皮毛、主节、主肃降。故治则是关小少阴、少阳、厥阴气立，使阳明、太阴、太阳气立恢复正常。

方一：沙参 30g、玉竹 30g、天冬 30g、麦冬 12g、北芪 30g、菊花 12g、桑叶 12g、山黄肉 30g、白芍 30g、白术 6g、茯苓 6g、猪苓 12g、泽泻 12g、淫羊藿 6g、肉苁蓉 12g、生牡蛎 30g、附子 3g、红枣 12 枚、甘草 3g。水煎后去渣，冲一只水牛胆汁分四服用，按子、卯、午、酉时各服一次，连服七剂。

方二：犀牛皮 360g，研粉，每天二次，早晚各服 6g。

李阳波望诊医案详解

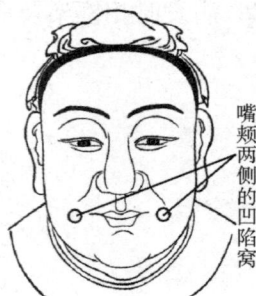

嘴颊两侧的凹陷窝

　　另一位是我妹的好朋友，叫方妹，她于1978年12月2日从平南专程来广西医学院看病，住在我家；当我一看到她脸上两侧嘴袋那凹陷下去象拇指般大的窝，及其色显紫红色时，虽然其时没有红斑显然，就凭我看到的两点，我就肯定她是一位红斑性狼疮患者。但当她跟我聊起她的病情时，我只对她说："等检验结果出来再说吧。"结果，过两天后的中午，我从书店回来，一进门就见到方妹伏在桌上哭泣，我妹正在安慰她，当见到我进来，就象见到救星一样对我说："哥，你不是医好过一名患红斑性狼疮的女子吗？"我马上意识到我的诊断应验了，我又要出手救人了。我说："方妹，你不要伤心，十年八年阎王爷还不会要你的命，而有了这十年八年时间，你只要注意调理，我保你寿命不会低于半百。"我为什么说这番话，而不象前一案例打保票说一个月治好呢？这就得说说方妹的长相了。

　　方妹：长得头小而较尖，额较窄，瓜子脸，山根较低陷，鼻较尖小，肩小而稍向上抽，手足小而手指尖长，骨细，中等身材、偏瘦、肤色较红，属火形人，况山根至年上、寿上的鼻梁两侧色青暗，再加上她那嘴颊两侧的凹陷窝，就说明她的病情已经损害到"脾"的神脏，象这种相貌及病的损害程度，我只能做到使病情好转、稳定。

　　方妹是生于1957年五月初二，病发时为1977年夏天。

1. 出生时相框架及命图

丁酉年三之气

28
28
410
17
115

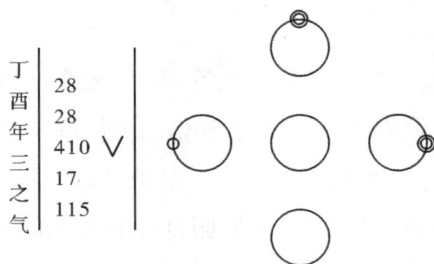

2. 病发时相框架及时图

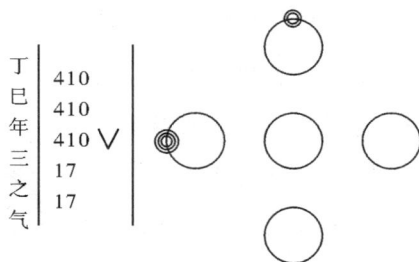

3. 命图合时图得病图

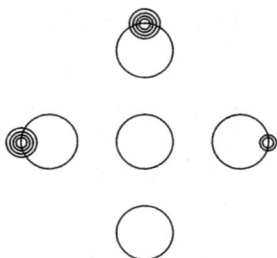

从其病图我们可以看出，方妹与上一例的病图基本相同，故其病因相同，治则相同，只不过此案的厥阴风木气立太过，故在用药时应加强调其风木太过。

方一：酸枣仁 12g、山萸肉 12g、琥珀 30g、菊花 12g、桑叶 12g、北芪 30g、白芍 30g、黄连 3g、沙参 12g、玉竹 12g、天冬 30g、麦冬 12g、肉苁蓉 12g、淫羊藿 6g、附子 3g、生牡蛎 30g、猪苓 30g、茯苓 30g、泽泻 30g、白术 30g、大枣 12 枚、甘草 3g。水煎服，每天按子、卯、午、酉时各服一次。

头七天，每天用一只水牛胆汁分四次冲药汁服用，后继续服上方，每隔七日就用一只水牛胆汁，按上法服用，至三个月后，开始在每年的春分、夏至、秋分、冬至这四个节令的前后五天连服上方五剂，一直坚持到老。

另外我还亲自到医药公司，将当时最后的犀牛皮存货约 2kg 左右，全部买下来送给她，嘱其回去后研成粉末，每天早晚各服 6g，直到服完为止。直到现在，8 年过去了，听我妹说，方妹已是两个男孩的母亲，虽然时有病痛，但都不至于请病假，看来活过半百是不成问题的。

我再说两个乙肝病毒携带患者的案例。

1981 年春节期间，我的一位好兄弟黑李，他问我："阳波，你有办法把肝表面抗原阳性转为阴性吗？"我反问他："你是不是体检发现你是乙肝病毒携带者？"他答："真有你的，前段时间体检发现这个问题。"我说："象你这种情况是很难的，你还是多多注意休息、保养，以防癌变。"他说："你说的与我姨丈说的是一样的，看来我真

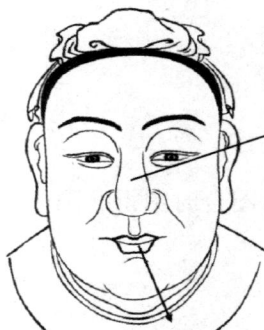

年上、寿上之间出现色较暗晦

内外唇有明显分界色

的要注意了。"（他姨丈是医学院很有名气的教授）。我之所以警示他，也是从他的相貌特征来判断的。

黑李：他长得头大，额阔饱满，国字脸，中等身材，骨较粗，壮实，肤色较黑，属金水形人，一付健康相，但他不妙之处是，在鼻的年上、寿上之间出现色较暗晦，嘴唇的内唇红色明显，外唇象有一层淡淡的黄色盖在红色的外面，形成内外唇有明显分界色，就凭这嘴唇的气色就可断定他的脾脏已出现神机的病变，再加上年上、寿上的气色来判断，此人在 43～45 岁间，会患危害生命的大病，而这大病应该是与西医的肝有关，因为中医脾的脏象往往包括西医的肝的脏器，所以，综合西医目前的诊断，黑李他在 43 岁时是不可避免地患上肝癌的，至于他能不能度过这一生命关，就要看他今后的造化了。

另一例是小胖子，1986 年夏天的一个上午，我刚起床不久，小胖子就找到我，并焦急地对我说："李叔叔，你得想办法帮帮我。"我笑着望着他，他继续说："今早我去医院拿化验单，验单标明两对半是阳性，这该怎么办？"他之所以焦急是因为他刚考取了一所武警大学，如果下次复检，他的两对半还是阳性的话，就会被取消入学资格。我认真端看他好一会，才笑着对他说："放心，你只要服我开的药，保你一个

星期内就能转阴。"之后我就开出:

熊胆 10g、田七 60g、西洋参 60g、藏红花 30g、琥珀 60g、川连 30g,研粉,每天按寅、午、戌时各服 6g,服完为止。

开完方后,我还对他说,这副药不但能帮你转阴,还对你身体保持健康及智力都有好处。而事后证明,直到现在,他在每次的体检中都正常。我能轻易地调好他,是得益于他的长相及当时的气色。

小胖子:长得头圆大,额宽饱满,圆脸,中等身材,稍胖,肩背圆厚,肤色白里透红,属土生金形人,当时他的印堂、学堂部位光润红泽,显示他目前学业晋升顺利之象,而他的山根、年上、寿上没有破缺及纹痣,且色润泽,唇色红润,内外唇不见分界色,故可以肯定他的肝脏没有受到真正的损害,所以,他这种表面抗原阳性是可以调治的。

最后再举两例关于小孩寿夭,疾病转归的案例。

1978 年春节期间的一天下午,邻居阿黑抱着他约 2 岁左右的小外甥来我家玩,等他俩走后,我就对我妹说:"阿黑这个外甥难活过三岁。"我妹问:"你凭什么这么说?"我说:"就凭看相,你有没有留意这小孩的气色?"我妹说:"不太留意,不过我见他有'青筋绊鼻梁'(指山根处有一条显露的静脉横过),而且面上的气色显得青黄不均。"我说:"先分析你看到的'青筋绊鼻梁',俗话说'青筋绊鼻梁,无事闹三场',就是指小孩有此象者是易患病,患急病的,而脸部气色青黄不均,说明其体内肝脾之气相克相侮,而造成肝脾神机损害而露于外的气色,这还不要紧,最要紧的就是你没有观察到他的印堂、山根、人中、耳门都同显出灰黑之气色,而更要命的就是他那瞳孔已出现似有很薄的白雾盖住一样的现象,这些都是人之将死之征兆。"结果到了 7 月中旬就听到有关这小孩的耗讯。听说他的病来得很急,突然出现抽搐,送到医院已来不及了。

另一例:在 1983 年国庆期间,我回到丹竹,因我父母退休后继续在丹竹开诊,让我碰到一位 9 岁的女孩病患者,终于有机会展示医术给父母看了。

李阳波望诊医案详解

当时据她奶奶说，她的孙女叫李树芬，在今年初夏时出现过一次发烧，而烧退后就出现小便不得的症状；一直都有服药，但总不见好，最近还出现低烧、眼睑面浮的现象，上星期带去县医院看病，经检验诊断为慢性肾炎，听人推介丹竹大李医生医术高明，所以就从河口来此求医。

说来有缘，当她婆孙俩正在厅室等候时，刚好我从楼上走下来，我的视线刚好碰到这婆孙俩，可能是天意，正在这时，小女孩的眼睛也望着梯口这边，那小女孩见我望着她时马上礼貌地叫："叔叔好。"就由这句叔叔好使我不由自主地走到小女孩跟前，并询问她的情况。通过了解后，我就对小女孩说："你信不信叔叔能治好你的病？"小女孩点点头。我又对她奶奶说："你信不信？"她奶奶说："反正死马当活马医，我信你啦。"就这样我就开出药方，并嘱其服药一个星期后再到县医院检验，并肯定地对她说："你孙女服够十五剂药就一切正常了。"结果，听我妈说，一个月后那老太婆带着孙女，还特地带了两只鸡来多谢叔叔了。据说，女孩服了七剂药后一切症状消失，去医院检验多次都正常。

分析：这个女孩长得头圆、额较饱满，身较圆，肤色白属土生金形人；其山根、鼻、双颧、印堂、脸颊都不出现有痣纹及缺破之相，气色没有出现脏腑神机损害之色；但小女孩的眼白显得较蓝青，且较多红丝显露，这说明其病是由于风火相煽而克金造成的。再从她的出生时相及病发时相来看：

1. 出生时相框架及命图：

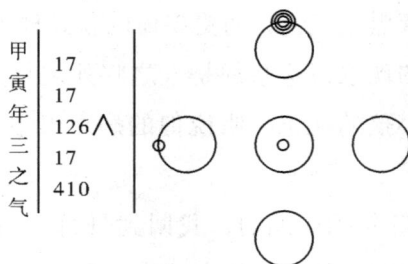

甲寅年三之气

17
17
126 ∧
17
410

2. 病发时相框架及时图：

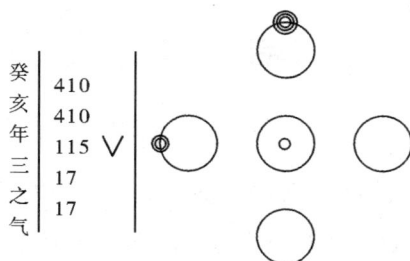

癸亥年三之气 | 410 410 115 17 17 ∨

3. 命图合时图得病图

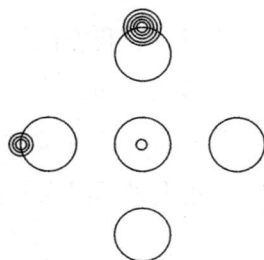

从病图看出其病因：

①少阴少阳主气立太过反施太阳，使太阳气立不能正常开（火侮水）。

②厥阴气立太过施于太阳，使太阴气立湿化太过而不能正常开。

③厥阴太过反施阳明，气立合得太过而不能正常降。

治则：调降少阴、少阳、厥阴气立，使太阴、太阳、阳明气立恢复正常。

方：沙参60g、白芍60g、北芪60g、金钱草60g、猪苓60g、肉苁蓉30g，水煎服，每天四次，按子、卯、午、酉时各服一次，连服15剂。

李阳波望诊医案详解

后　记

作为医者就必须具备《内经》所曰："上知天文，下知地理，中通人事"的能力；要做到"中通人事"，学习人体相学是必不可少的环节，因在诊病的过程中，望诊的准确度就决定于你在相学方面的精通度，这就是师父一直强调学医者一定要学相学，精通相学的由衷。

至于师父在相学方面的造诣，凭我专门从事这方面职业在社会磨历二十几年至今的水平还是望尘莫及；而使我潜心跟师父学相学及从事这方面职业的起因，既源由于我经常见到师父凭其相学技艺，精确无误地预测或诊断他人的病患外，更主要的是师父在我身边演译了二次超越常人的看相经典。

第一次：1982 年 11 月中旬的一天下午，我与一位女同事梁燕在家中门厅处聊天，此时我哥（师父）正在房里睡觉；当我送走梁燕后，师父才从房里出来对我说："刚才同你聊天的人，患有心脏病"。我马上就惊讶地问："你怎知的"？他继续说："她患的是二级风湿性心脏病"。话音刚落我吃惊得嘴只能开不能合了，因梁燕患二级风心我是清楚的，但我哥从未见过她，我亦从未跟他谈过这回事，而刚才梁燕虽然来我家与我聊天，但从她来到走，我哥都一直在房里睡觉，不可能看到她的相；师父望着我那副吃惊的样子，笑笑说："我是从她说话的声音中'看出来的'"。他盯着我懵然的样说："从五音观人也是相学的内容之一，她的徵音太重了"。他望着我那好奇而又想求学的眼神说："你是不是很感兴趣、很想学这种本事"？我点点头"那你从现在开始除我指定的书外，其它一律不准看"。我问："还有呢"？他说："只要能做到这一步，我就确认你是可造之才"。因为他知道我从小就是小说迷，我若能做到他的要求的话，说明我是真的有决心的。

第二次：1983年元旦这天上午，我与我爱人黄小鸣从我的工作地那龙煤矿坐车回南宁。11点左右，我们下车后刚走到朝阳广场往沙井街方向处，迎面碰见师父与他一位朋友王钦，只见师父边走边大声地说："黄小鸣，你不要命啦，你患了乙肝，还到处跑去帮人油家俱，不信你去验血，你的转氨酶肯定是288，表面抗原是1：64"。掉下话音人已走远，当时我就感到事态严重性，而黄小鸣还小声地说："乱讲，我若有肝病，为什么一点症状都没有"。我说："你明天早上一定要去医院验血，我哥看人绝对没错的"。结果，验单结果与师父说的数据一模一样。事后我对师父说："看相，听音能诊断疾病我想得通，但看相能看出验单数据我怎么也想不通"。"平时你没有留意我常挂嘴边的一句话，平时要全靠精专博，临诊全凭心血来潮吗？我能看出验单数据就全凭心血来潮的功夫了，而这种心血来潮功夫除了有天赋外还需修练气功，这就是我要求你坚持打坐的道理"。听了师父这番话，我深感惭愧，因为当时我对练气功不以为然，根本就没按师父要求坚持打坐，只凭一有兴趣就坐一坐，自此以后，我就潜心于打坐，认真听教，终于从师父处悉获一薄技行走江湖。

通过这二十几年行走江湖的实践，使我更加深刻地体会到：学好相学不但能趋吉避凶，还可以运用带眼识人的能力处理好日常的人际关系，并对自我的心身修为有很好的帮助，在此我衷心祝愿有缘阅读此书者能从书中领悟到相学的真谛，从而运用这种学识为己为民服务。

此书能顺利整理出版，首先要衷心感谢：郑洁、高先、陈保和提供的听课笔记，使此书能比较完整整理出来；文玉冰帮打印成文；以及中国医药科技出版社的全力支持，使此书得以面世。

李阳波时相学派：李坚

2010年8月8日

后
记

· 189 ·

附

李阳波先生望诊讲记手稿

望诊闻录

"望为四诊最上乘工夫" "眼脆胖，十指无微肿着必久咳"
"但头汗出"的患者，是属于"瘀热在里"、"邪在半表里"或者"寒湿相搏"的一种主要表现。

望诊的依据是首先认为任何疾病都是"有诸内必形诸外"的。正如朱丹溪说："欲知其内当观其外。诊于外者斯以知内"

※ ※ ※ ※ ※

世界医学面临的疑难问题之一，也即是对机能诊断的研究。我们知道，近二、三百年来，由现代的型科学或实际的西装起来的西洋医学，就其检查病人的方法来说，借助于各种精密器械，神有强大的分析能力，可是对于衡量人体某些器官，系统，以及整体病理生理情况的机能诊断，也还仅仅是处于萌芽状态（如对植物性神经的研究）。

中医的诊断的方式方法，无疑地必将成为我国新医学理想的全面性诊断的物质基础。

明目益精方：
枸杞子3x. 鸡内金3x. 芒石膏3x. 桃仁3x.
杏仁x半. 骨碎补4x. 海金砂4x. 石韦4x.
萹蓄8x. 冬葵子x. 干生地5x. 金钱草2x

灵枢经脉篇。

凡诊络脉，脉色青则寒且痛，赤则有热。胃中寒，手鱼之络多青矣；胃中有热，鱼际络赤；其暴黑者，留久痹也；其有赤有黑有青者，寒热气也；其青短者，少气也。

灵枢师传篇。

黄帝曰：本藏以身形支节䐃肉，候五藏六府之小大焉。今夫王公大人，临朝即位之君而问焉，谁可扪循之而问答乎？岐伯曰：身形支节者，藏府之盖也，非面部之阅也。黄帝曰：五藏之气，阅于面者，余已知之矣，以肢节知而阅之奈何？岐伯曰：五藏六府者，肺为之盖，巨肩陷咽，候见其外。黄帝曰：善。岐伯曰：五藏六府，心为之主，缺盆为之道，骷

·42·

骨有坚，以候髃骨。黄帝曰：善。岐伯曰：肝者主为将，使之候外。欲知坚固，视目小大。黄帝曰：善。岐伯曰：脾者主为卫，使之迎粮，视唇舌好恶，以知吉凶。黄帝曰：善。岐伯曰：肾者主为外，使之远听，视耳好恶，以知其性。黄帝曰：善。愿闻六府之候。岐伯曰：六府者，胃为之海，广骸、大颈、张胸，五谷乃容。鼻隧以长，以候大肠；唇厚、人中长，以候小肠；目下果大，其胆乃横，鼻孔在外，膀胱漏泄，鼻柱中央起，三焦乃约。此所以候六府者也。上下三等，藏安且良矣。

灵枢五阅五使篇。

黄帝问于岐伯曰：余闻刺有五官五阅，以观五气。五气者，五藏之使也，五时之副也。

·43·

附 李阳波先生手稿

愿闻其五使当安出？岐伯曰：五官者，五藏之阅也。黄帝曰：愿闻其所出，令可为常。岐伯曰：脉出于气口，色见于明堂，五色更出，以应五时，各如其常，经气入藏，必当治里。帝曰：善。五色独决于明堂乎？岐伯曰：五官已辨，阙庭必张，乃立明堂。明堂广大，蕃蔽见外，方壁高基，引垂居外，五色乃治，平博广大，寿中百岁。见此者，刺之必已，如是之人者，血气有余，肌肉坚致，故可苦以针。黄帝曰：愿闻五官。岐伯曰：鼻者，肺之官也；目者，肝之官也；口唇者，脾之官也；舌者，心之官也；耳者，肾之官也。黄帝曰：以官何候？岐伯曰：以候五藏。故肺病者，喘息鼻张；肝病者，眦青；脾

·44·

病者，唇黄；心病者，舌卷短，颧赤；肾
病者，颧与颜黑。黄帝曰：五脉安出，五色
安见，其常色殆者如何？岐伯曰：五官不辨，
阙庭不张，小其明堂，蕃蔽不见，又埤其
墙，墙下无基，垂角去外，如是者，虽平常殆，
况加疾哉。黄帝曰：五色之见于明堂，以观
五藏之色，左右高下，各有形乎？岐伯曰：五
藏之在中也，各以次舍，左右上下，各如其
度也。

灵枢本藏篇

岐伯曰：赤色小理者心小，粗理者心大。
无髑骬者心高，髑骬小短举者心下。髑骬长
者心下坚，髑骬弱小以薄者心脆。髑骬
直下不举者心端正，髑骬倚一方者心偏倾

·45·

也。白色小理者肺小，粗理者肺大。巨肩反膺
陷喉者肺高，合腋张胁者肺下。好肩背厚者
肺坚，肩背薄者肺脆。肩背厚者肺端正，胁
偏疏者肺偏倾也。青色小理者肝小，粗理者
肝大。广胸反骹者肝高，合腋兔骹者肝下。
胸胁好者肝坚，胁骨弱者肝脆。胸腋好相
得者肝端正，胁骨偏举者肝偏倾也。黄色
小理者脾小，粗理者脾大。揭唇者脾高，唇
下纵者脾下。唇坚者脾坚，唇大而不坚者
脾脆。唇上下好者脾端正，唇偏举者脾
偏倾也。黑色小理者肾小，粗理者肾大。
高耳者肾高，耳后陷者肾下。耳坚者肾坚，
耳薄不坚者肾脆。耳好前居牙车者肾端正，
耳偏高者肾偏倾也。……………

脾合大肠，大肠者，皮其应。心合小肠，小肠者，脉其应。肝合胆，胆者，筋其应。脾合胃，胃者，肉其应。肾合三焦膀胱，三焦膀胱者，腠理毫毛其应。黄帝曰：应之奈何？岐伯曰：肺应皮。皮厚者大肠厚，皮薄者大肠薄。皮缓腹里大者大肠大而长，皮急者大肠急而短。皮滑者大肠直，皮肉不相离者大肠结。心应脉，皮厚者脉厚，脉厚者小肠厚；皮薄者脉薄，脉薄者小肠薄。皮缓者脉缓，脉缓者小肠大而长；皮薄而脉冲小者，小肠小而短。诸阳经脉皆多纡屈者，小肠结。脾应肉。肉䐃坚大者胃厚，肉䐃么者胃薄。肉䐃小而么者胃不坚；肉䐃不称身者胃下，胃下者下管约不利。肉䐃不坚者胃

·47·

缓。肉䐃无小里黑者胃急。肉䐃多少里黑者胃结，胃结者上管约不利也。即左爪，爪厚色黄者胆厚，爪薄色红者胆薄。爪坚色青者胆急，爪濡色赤者胆缓。爪直色白无约者胆直，爪恶色黑多纹者胆结也。唇在骨，密理厚皮者三焦膀胱厚，粗理薄皮者三焦膀胱薄。疏腠理者三焦膀胱缓，皮急而无毫毛者三焦膀胱急。毫毛美而粗者三焦膀胱直，稀毫毛者三焦膀胱结也。黄帝曰，厚薄美恶皆有形，愿闻其所病。岐伯答曰，视其外应，以知其内藏，则知所病矣。

灵枢五色篇。

雷公问于黄帝曰：五色独决于明堂乎，小子未知其所谓也。黄帝曰：明堂者鼻也。

48

阙者眉间也，庭者颜也，蕃者颊侧也，蔽者耳门也，其间欲方大，去之十步，皆见于外，如是者寿必中百岁。雷公曰：五官之辨奈何？黄帝曰：明堂骨高以起，平以直，五藏次于中央，六府挟其两侧，首面上于阙庭，王宫在于下极，五藏安于胸中，真色以致，病色不见，明堂润泽以清，五官恶得无辨乎。

雷公曰：其不辨者，可得闻乎？黄帝曰：五色之见也，各出其色部。部骨陷者，必不免于病矣。其色部乘袭者，虽病甚，不死矣。雷公曰：官五色奈何？黄帝曰：青黑为痛，黄赤为热，白为寒，是谓五官。

雷公曰：病之益甚，与其方衰如何？黄帝曰：外内皆在焉。切其脉口滑小紧以沉者，

49.

附 李阳波先生手稿

病益甚,在中;人迎气大紧以浮者,其病益甚,在外。其脉口浮滑者,病日进;人迎沉而滑者,病日损。其脉口滑以沉者,病日进,在内;其人迎脉滑盛以浮者,其病日进在外。脉之浮沉及人迎与寸口气小大等者,病难已。病之在藏,沉而大者,易已,小为逆;病在府,浮而大者,其病易已。人迎盛坚者,伤于寒;气口盛坚者,伤于食。黄帝曰:以候言病之间甚奈何?岐伯曰:其色粗以明,沉夭者为甚。其色上行者病益甚,其色下行如云彻散者病方已。五色各有藏部,有外部,有内部也。色从外部走内部者,其病从外走内;其色从内走外者,其病从内走外。病生于内者,先治其阴,后治其阳,反者

·50·

益甚，其病生于阳者，先治其外，后治其内，反者益甚。其脉滑大以代而长者，病从外来，目有所见，志有所恶，此阳气之并也，可变而已。雷公曰：人不病卒死，何以知之？黄帝曰：大气入于脏腑者，不病而卒死矣。雷公曰：病小愈而卒死者，何以知之？黄帝曰：赤色出两颧，大如母指者，病虽小愈，必卒死。黑色出于庭，大如母指，必不病而卒死。雷公再拜曰：善哉！其死有期乎？黄帝曰：

帝曰：帝候阙中，薄泽为风，冲浊为痹，在地为厥，此其常也，各以其色言其病。

雷公曰：人不病卒死，何以知之？黄帝曰：大气入于脏腑者，不病而卒死矣。雷公曰：病小愈而卒死者，何以知之？黄帝曰：赤色出两颧，大如母指者，病虽小愈，必卒死。黑色出于庭，大如母指，必不病而卒死。雷公再拜曰：善哉！其死有期乎？黄帝曰：

·51·

左，各如其色形。其随而下至胝为淫，有润如青状，如裹食不洁。左为左，右为右，其色有邪，聚散而不端，面色指者也。色者，青黑赤白黄，皆端满有别乡。别乡赤者，其色赤大如榆荚，在面王为不日。其色上锐，首空上向，下锐下向，在左右如法。以五色命藏，青为肝，赤为心，白为肺，黄为脾，黑为肾。肝合筋，心合脉，肺合皮，脾合肉，肾合骨也。

灵枢阴阳二十五人篇。

黄帝曰，余闻阴阳之人何如，伯高曰：天地之间，六合之内，不离于五，人亦应之。故五五二十五人之政，而阴阳之人不与焉。其态又不合于众者五，余已知之矣。愿闻二十五人之形，

·54·

·204·

血气之所生，别而以候，从外知内何如。岐
伯曰：善乎哉问也，此先师之秘也，虽伯高犹
不能明之也。黄帝避席遵循而却曰：余闻
之，得其人弗教，是谓重失，得而泄之，天
将厌之。余愿得而明之，金柜藏之，不敢
扬之。岐伯曰：先立五形金木水火土，别其
五色，异其五形之人，而二十五人具矣。黄帝
曰：愿卒闻之。岐伯曰：慎之慎之，臣请言
之。

　　木形之人，比于上角，似于苍帝。其为
人苍色，小头，长面，大肩背，直身，小手足，
好有才，劳心，少力，多忧劳于事。能春夏不
能秋冬，感而病生，足厥阴佗佗然。大角
之人，比于左足少阳，少阳之上遗遗然。左

　　　　　　　　　　　　　　　　　·55·

角（一曰少角）之人，比于右足少阳，少阳之下随随然。钛角（一曰右角）之人，比于右少阳，少阳之上推推然。判角之人，比于左足少阳，少阳之下栝栝然。

太羽之人，比于上徵，似于赤帝。其为人赤色，广脘，锐面小头，好肩背髀腹，小手足，行安地，疾心，行摇，肩背肉满，有气轻财，少信，多虑，见事明，好颜，急心，不寿暴死。能春夏不能秋冬，秋冬感而病生，手少阴核核然。质徵之人（一曰质之人，一曰众徵），比于左手太阳，太阳之上肌肌然。少徵之人，比于右手太阳，太阳之下慆慆然。右徵之人，比于右手太阳，太阳之上鲛鲛然（一曰鲛鲛然）。质判（一曰质徵）之人，比于左手太阳，太阳之下支支颐颐然。

土形之人，比于上宫，似于上古黄帝。其
为人黄色，圆面，大头，美肩背，大腹，美
股胫，小手足，多肉，上下相称，行安地，
举足浮，安心，好利人，不喜权势，善附
人也。能秋冬不能春夏，春夏感而病生，
足太阴敦敦然。大宫之人，比于左足阳明，
阳明之上婉婉然。加宫之人（一曰众之人），
比于左足阳明，阳明之下坎坎然。少宫之人，
比于右足阳明，阳明之上枢枢然。左宫之
人（一曰众之人，一曰阳明之上），比于右足
阳明，阳明之下兀兀然。

金形之人，比于上商，似于白帝。其为人方
面，白色，小头，小肩背，小腹，小手足，如

附　李阳波先生手稿

骨发踵外，骨轻，身清廉，急心，静悍，善为吏。能秋冬不能春夏，春夏感而病生，手太阴敦敦然。钛商之人，比于左手阳明，阳明之上廉廉然。右商之人，比于左手阳明，阳明之下脱脱然。右商之人，比于右手阳明，阳明之上监监然。少商之人，比于右手阳明，阳明之下严严然。

水形之人，比于上羽，似于黑帝。其为人黑色，面不平，大头，廉颐，小肩，大腹，动手足，发行摇身，下尻长，背延延然，不敬畏，善欺绐人，戮死。能秋冬不能春夏，春夏感而病生，是少阴汗汗然。太羽之人，比于右足太阳，太阳之上颊颊然。少羽之上，比于左足太阳，太阳之下纡纡然。众之为人

（一曰加之人），比于右足太阳，太阳之下法法然。

□之功人，比于左足太阳，太阳之上安安然。是
故立形之人二十五变者，众之所以相欺者是也。

　　黄帝曰：得其形，不得其色何如？岐伯
曰：形胜色，色胜形者，至其胜时年加，感则
病行，失则忧矣。形色相得者，富贵大乐。黄
帝曰：其形色相胜之时，年加可知乎？岐伯
曰：凡年忌下上之人，大忌常加七岁，十六岁，
二十五岁，三十四岁，四十三岁，五十二岁，六
十一岁，皆人之大忌，不可不自安也，感则
病行，失则忧矣。当此之时，无为奸事，
是谓年忌。

　　黄帝曰：夫子之言，脉之上下，血气之候，
以知形气奈何？岐伯曰：足阳明之上，血气盛

则髯美长；血少气多则髯短，故手血少则髯少；
血气皆少则无髯，两吻多画。足阳明之下，血气
盛则下毛美长至胸；血多气少则下毛美短至脐，
行则善高举足，足指少肉，足善寒；血少气
多则肉而善瘃；血气皆少则无毛，有则稀枯
悴，善痿厥足痹。足少阳之上，气血盛则
通髯美长；血多气少则通髯美短；血少气多
则少髯；血气皆少则无须，感于寒湿则善
痹，骨痛爪枯也。足少阳之下，血气盛则
胫毛美长，外踝肥，血多气少则胫毛美短，
外踝皮坚而厚；血少气多则胻毛少，外踝皮
薄而软；血气皆少则无毛；外踝瘦无肉。足
太阳之上，血气盛则美眉，眉有毫毛；血多气少
则恶眉，面多少理；血少气多则面多肉，血气

·60·

和则美色。足太阳之下，血气盛则跟肉满，踵坚；气少血多则瘦，跟空；血气皆少则喜转筋，踵下痛。手阳明之上，血气盛则髭美；血少气多则髭恶；血气皆少则无髭。手阳明之下，血气盛则腋下毛美，手鱼肉以温；气血皆少则手瘦以寒。手少阳之上，血气盛则眉美以长，耳色美；血气皆少则耳焦恶色。手少阳之下，血气盛则手卷多肉以温；血气皆少则寒以瘦；气少血多则瘦以多脉。手太阳之上，血气盛则有多须，面多肉以平；血气皆少则面瘦恶色。手太阳之下，血气盛则掌肉充满；血气皆少则掌瘦以寒。

黄帝曰：二十五人者，刺之有约乎？岐伯曰：美眉者，足太阳之脉，气血多；恶眉者，

·61·

附　李阳波先生手稿

血筱；其肥而泽者，血气有余；肥而不泽者，气有余，血不足；瘦而无泽者，气血俱不足。审察其形气有余不足而调之，可以知逆顺矣。

黄帝曰：刺其诸阴阳奈何？歧伯曰：按其寸口人迎，以调阴阳，切循其经络之凝涩，结而不通者，此于身皆为痛痹，甚则不行，故凝涩。凝涩者，致气以温之，血和乃止。其结络者，脉结血不和，决之乃行。故曰：气有余上者，导而下之；气不足于上者，推而休之；其稽留不至者，因而迎之，必明于经隧，乃能持之。寒与热争者，导而行之；其宛陈血不结者，则而予之。必先明知二十五人，则血气之所在，左右上下，刺约毕也。

·62.

史書相學名家選

朱建平   《三國志》卷二十九章

朱建平，沛國人也。善相術。於閭巷之間，
救驗輒一。太祖為魏公，聞之，召為郎。文帝
為五官將，坐上會客三十餘人，文帝問己年
壽，又令編相眾賓。建平曰："將軍當壽八
十，四十時當有小厄，願謹護之。"謂夏侯
威曰："君四十九位為州牧，而當有厄，厄若
過，可年至七十，致位公輔。"謂應璩曰："
君六十二位為常伯，而當有厄，先此一年，當
見一白狗，而旁人不見也。"謂曹彪曰："君
藩國，至五十七當厄於兵，宜善防之。"

初，潁川荀攸、鍾繇相與親善。攸先

·63

骨肉破败向谁行　倘若迟速都住好

顺时色见老昌　五藏四渎相朝抱

扶摇万里任飞腾　游戏神仙真妙诀

相逢谈笑世人惊

识限歌

八岁十八二十八　　下至山根上至发

前元坛计两致清　　三十印堂莫带纹

三二四二五十二　　山根上下非头此

禾仓禄马要相需　　不误之人莫乱招

五三五三七十三　　人面按来地阁间

逐一推详者祸福　　火星百岁印堂添

上下两颧分贵贱　　仓库平分定荣枯

此是神仙真秘诀　　莫将妄乱教庸夫

·90·

十二宫

一 命宫

命宫者居两眉间山根之上光明如镜学问宽通
山根平满乃主福寿土星隆直扶拱财星眼若分
明财帛丰盈若犯川字命迁驿马官星紧若如基所
仿得双全富贵也况如定贪寒伤损相刑纲下贱乱
理龍乡乂妨妻害官居枯破财连遭

诗曰　眉眼中央是命宫　光明学迁学须通

　　　　若还纹理多连卒　破尽家财任祖宗

二 财帛

鼻乃财星住居土宿（天仓地库金甲二阳井竈總
曰财帛须要丰满明润财帛有余忽然枯侧昏黑财帛消
乏截筒丰隆千仓万箱维直丰隆一生财旺富贵
申正不偏须知永远滔滔鹰咀尖峰破财贫寒莫

-91

附 李阳波先生手稿

教之仰主兄隔宿之粮厨灶若空必当家兄积谷

诗曰　鼻主财星萦若浮　两边厨灶贵教空

　　　仰露家无财与蓄　地阁相朝甲匮丰

三兄弟

兄弟住居两眉属罗计眉长垂回三四兄弟兄刑

眉秀两疏枝干自然端正有如新月和同永远超

群若是短粗同气连枝兄刑眉棱骨行必疏

两样眉毛多须异母交连黄薄必表他乡栈绝回

毛兄弟蛇鼠

诗曰　眉如兄弟多短长　兄弟生成四五强

　　　两角不齐须异母　交连黄薄丧他乡

四田宅

田宅者住居两眼最怕赤脉侵睛劳力早破尽

家园到老兄粮作药眼如点漆终身产业荣昌风

·92·

因高眉棱骨起三阴五縣陰陽枯骨黄保田園犬畎水
搞豪財吸盡

　　　詩曰　　眼功田宅主其高　　洁秀分明一样同

　　　　　　　若是陰陽枯更露　　父母家財总尽空

　　　五男女

　　　男女者住居两眼下名曰涙堂三陽平满兒孙
福祸荣昌隐隐卧蚕子息还须洁贵涙堂深陷定
无男女无儿墨枯黑无子级到老兒孙有勧口如吹火
独坐空房若是平满人中略得兒孙送老

　　　詩曰　　男女三陽起卧蚕　　瑩然光彩好儿郎

　　　　　　　最针理乱来侵位　　孤孀一生不可当

　　　六奴僕

　　　奴僕者住居地阁主持水星親園車瑞侍主峻
群辅弼星曲一呼百诺口如四字主呼聚喝散之

稽地阁宜科受黑浮而反成能恨终成败陷如仆
不同墙壁低假恩成仇障

　　诗曰　如仆还须地阁丰　水星丽满不相容
　　　　若言之发却无恐　假临终败岂不同

　七妻妾

妻妾都主居鱼尾奸白奸门老润无纹低保妻
全四德丰隆平满眼妻好骨盈箱额星侵知同妻
绿禄奸门浮临常偿新郎鱼尾纹夸妻防老死
奸门暗野白眈生离里流科纹斜将好两心多
淫慾

　　诗曰　奸门老泽保妻宫　财星盈箱岂好终
　　　　若是奸门生暗野　纹纹里流荡淫孝

　八疾厄

疾厄者印堂之下住陷山根隆而丰满祖禄元

寒途接伏犀迄主文章瞖然光彩五福俱全命身俱平
和鸣相守絞狼低临迄命窮疾沉疴松骨光斜朱色
绝身受苦定如烱雾灾厄缠身

　　詩曰　山根绞厄起平平　　一世无炎福不生
　　　　　若值绞狼并松骨　　平生辛苦却难成

　　九迁移

　　迁移者往居隔角處四方仓陸滿丰盈华彩
无忧鱼尾位平到志得人钦善膯膯驿马须贵游
官四方颔角低陷到老往塲难免眉连武接此人
破祖离宗兄地偏斜十居九变生相如此不在移
门必當给葬

　　詩曰　迁移官缘庞天舍　低陷平生少往塲
　　　　　鱼尾末年不相照　定因遊宦却寻常

　　十官禄

官禄者在阴中正山会离宫伏犀贯顶一生不到公庭驿马朝川口官司退讼志如登途里远起名荣贵向空堂犯着官司贵辞官眼理如常挫撞主眼如毒鲤决死徒刑

　　诗曰　官禄荣宫任细评　山根宜库要相当

　　　　　急纹紧冲口罪配　定主官荣父贵长

　十一　福德

　　福德者在居天仓牵连地阁五星朝拱平生福禄滔滔天地相朝德行须全五福额圆额阔眉须知若在初年荣润额实迟否还从晚景得高日算亏吐平平眉尾耳掀休言福德

　　诗曰　福德天仓地阁圆　五星光照福绵绵

　　　　　若逢缺陷并尖削　衣食平平更不全

　十二　相貌

·96·

·220·

相貌者先观五藏温藏此人富贵多寿次辨之停偶等永保平生里达五藏朝筭官禄迁举行迁威严为人尊重貌主初运集管中年地库水星足为末主恭有好隔断为凶恶

诗曰　相貌须教上下停　三停平等更相生
　　　　若乙一处无功等　好恶中间断改更

十二宫秘诀

父母宫论日月角须要高圆他净则父母长寿康宇低隔则幼先双却暗昧主父母有疾左角偏妨父右角偏妨母或同父异母或随母嫁父生祖成家重重灾异妇乃宜假养方免刑害又云重罗叠计父母重拜或父乱母淫与外奸通又主妨父害母颊倾额窄等皆是庶生或同奸而得又云左眉高右眉

·97·

·221·

恨父在母先归，右眉上左眉下交亡母。较家额削眉连
父母早抛是也。腮前及两耳偏反两颊入口者。父母双亡。
又受祖荫父母闻名。色青主父母忧疑又悔二色
伤刑黑白主父母丧亡幻黄主双亲喜庆

麻衣先生石室神异赋

相有奇兮世无能知。维神异以秘授宜临
几之解推。若夫舜目重瞳遂获禅尧之位。重
耳骈胁景与霸晋之基。发石室之明书莫会吾道
制神仙之右秘岂以希奇。当知骨格为一世之
荣枯色泽乃行年之休咎。三停平等一生衣禄无
亏。五岳朝归今世钱财自旺。额为此阁要
末年之规模。鼻乃财星管中年之造化。额方而
润初主华荣耳有棱偏早年偃蹇。目清而秀定

·98·

为腾骞之儿。色浊神枯乃是贫穷之汉。天庭高
耸少年富贵可期。地阁方圆晚亏荣华是取。槐
膝平正为人刚介心平。涔笑无情作事机深内重。
性沉平大心无毒。四角横生性幼凶。智慧生於
皮毛。苦乐愁喜手足忙。气陷低而凌眉粗终
是累项。指尖细而脚背肥须知后难。富者
自然体厚贵者定是眉珠。南方贵崖法高者主
天庭丰阔。北方公侯大贵皆由地阁宽隆。直
颐丰颔北方之人贵血强。驼背而曲南方之人富
而足。河目海口食禄千钟。铁面剑眉兵权
万里。龟形凤颈女人幼配君王。燕颔虎额男
子定登将相。相中诀法寿夭最难石独人中鼻
神是定。目长神秀荣登天府之人。神短无光早
赴幽冥之客。而成崖薄三十後问寿又难。

99

肉色轻浮前心九如何可进。双维项下遗体肉而会是康强。凡顶骨中有破厄而经元难到。骨法施生形若忽变遇吉则祸有凶可断。常遭疾厄与困根工昏沉。牢狱去榇盖的福堂润泽。泪堂深陷蠹肉槎生卑此贵童人中平满。刲儿孙之无教刑阙续之所从。眼不笑而泪汪汪心无悦而眉缩缩早元刑对老是刑孤。面似橘皮终是孤刑。神带桃花也须儿晚。眉残声哑不贱则孤。鼻弱梁低作贪则失。富贵平生劳碌的下停长。贫寒到老不闲粗苦面骨。垦后尖陷住部俱欢无隔宿之粮有终身之劳苦。三老明旺财自天来。当有高强一生富足。红黄满面发财豪的安康。猪脂珠老对子终元了日。面皮太急虽满泗长而寿夭欹。两目无神纵享课高而命夭逝。眼走如北男女奸淫。眉草如刀阵亡兵死。眉生二角一生快乐无穷。目秀眉形管取中年显贵。喜气发从高凌句中内幼走迁官。黑色挡白三阳半年期须防损寿。奸门青修幼主妻灾。平寿赤老多生脓血。白色如粉父母刑伤。青色侵薇兄弟居苦。山根青黑四九前后定多灾。法令缠绕七七之数晋而过。女人眼恶嫁即刑夫。声利而粗闺房独宿。颧尖耳反难三嫁而未休。颧露声雄纵七夫之来了。额偏不正内淫而外貌若无。唇齿不平外好而中心最恶。喉先耳后心内狡贪。眼尖鼻句心中阴毒。脚跟不着地卖尽田园而走他乡。鼻窍露而仰卒被外灾而终旅舍。唇不盖齿无事招嫌。沟洫露齿为

101.

人少力。印堂太窄子晚妻遲。甚壁陷唇人岂豪
破。续唇露齿骨肉分离。粗骨无纹寿年短促。
形恶后雅终作高贤。骨格清奇幼须贵达。
卧蚕丰下走子息之晚成。泪堂平满续儿郎之
早岁。左言低黑阔续难得而疑昧。阴阳妃
润男女易养而聪明。两太阳如一生帝的艰
辛。鼻渡两把半世钱财耗散。迎地四起过
五十始得遇亨。辅骨隆高缠三九则位宫位。
明珠出海方公八十而遇文王。火色鸢肩马周三
十而遇唐帝。鹤形龟息润宾之遇仙得仙。
龙睛凤睛元龄之拜柳入相。法令入口邓通饿
死野人家。腾蛇锁唇望测饿凶毫城上。荒
灾燕颔斑超封万里之侯。荒岁左行刘洽玉
九重之帝。山林骨起终作神仙。金城骨分

·102·

即登将相。又当知贵贱易识限数难参。决
死生之期先看形神吉凶之兆莫逃色色。暗如尘
回速死之期。色若烟壁凶灾日至。形如土偶灾命
立逃。天柱候教幼驰将去。颈如镂铁这气
迢遢。色若祥云前程亨泰。名破利遂三台官
偶有黄光。文滞书难两眉眼舍生青气。黄钞
而滞意功名来又不来。青色少而喜色多富贵玉师
又至。瑞中有昧则祸变喜昧中有滞去而反凶。
已面有黄光无不遂意印堂多喜气谋无不遂。年
寿以润一岁平安。金匮色泽塔吉频来。部
位元敞一生平稳色色有滞终是凶迷。所谓古
怪石中有美玉之藏。人物巉岩海底有明珠之
象。要之一辨其色次听其声更察其神再观
其间石可忽之也。眉毛拂天仓生入近贵。印

103.

附 李阳波先生手稿

堂接中正终须利官。呼聚喝散只因双颧並起于峰峦。引是招非盖谓两唇不遮乎牙齿。狼行虎吻机深而心事难明。猴食鼠食都合而好谋刻很。头先过步初主好而晚景贫穷。龟仰擡天中年败而田园耗散。女人耳反亦主刑夫。男子头尖终无成器。总贵人之相非止一途察朝士之形要称四大。腰圆背厚方保玉带朝衣。骨耸神清定主威权忠节。伏犀贯顶一品王侯。辅骨插天千军勇将。形如猪相死必分尸。眼似蛇睛性专篡犯。须黄睛赤终主横灾。发露唇掀须防野死。口唇皮皱独人一世单。鱼尾纹多到老不能安逸。二眉散乱须忧聚散不常。两目雌雄必主富而多诈。面多斑点恐非寿考之人。耳有毫皮总是长生之

·104·

答。脚背无肉幼主孤贫。脚上生毛性维宽大。
黄赤如反五岁幼主凶亡。更是神谷八九也无称
喜。天庭高润须知仆马己备。地阁方圆必
主钱财坑择鸟。脸上青色级级贫萦孤贫。光彩夹
色童主弟波诡汁。圆融和坊毕言丰言。方正
神器终须稳耐。手脚粗大难为富贵之徒。齿
鼻齐丰定享庄田之庶。手软如绵润且有钱宁
若血红富而多禄。眉神二尾一生常自比以欢笑。
根主之纹中主幼残寻亲散。耳白进庭朝时闻名。
神称子形情怡不舒畅。先生里子英雄独压群
人。昔播边庭戚武扬名心海。声自丹田下主
有福而多避险。昔从眸後樸生主是才且增
长寿。地库光润晚景会好而得安闲。岩壁
色好家宅无悦而多吉庆。土星薄而山林重潭

.105.

附 李阳波先生手稿

气多炎。前枯而后枯骨溢壅名无寿。阴隔阳满福至心灵。正面骨闷需防贵折。鬓乱额绩城先富而后贫。勃若蚪蜂定介闷而有厄。眉秸骨起纵有寿而犹刑。颐下缺陷恐无完而客死。眼如鸡困性急难容。岁老蛇行寿而少寿。色青横子主面唤行尸。气黑暗子耳前名曰孚命。幸逢口角扁鹊难医。黑掩太阳虽医莫救。肉如枯骨主主身凶。里若湿突终须寿短。贪而恒难的圆满而愁容。无受多灾盖谓寿根泽剖。平生少疾皆因用字志望。到老无贫大抵年官润泽。血不华色而逐亭逃。行之劫身秋财有辱。神光流而富贵稀如宝。色是形贪愁凑日。病淹目闭有神无色者生神昏口开无神枝枯歇者死。五岳俱起人可延年

·106·

七窍反露而不收寿难再久。华盖黑色妙主牢狱
天庭青气须防座狱。赤痕生于地阁者损马牛青
白起于奸门祸慢妻妾。三阳火旺必主诞男三阴
朽老须生女。流魂投海终防水厄之灾游魂
守宫定主丧身之苦。赤脉贯瞳防跌磕之灾。宫
室燥黄恐瑞火之咎。耳根黑子倒死路旁乱纹
淫纹恐投浪里。眼堂丰厚亦主贪淫。人中偏斜
必多刑尅。鼻头尖露泡疮妨贪。神困神疲露睛
必豪气死。人形似鬼衣食不丰。生掷若仙平
生闲逸。敦道乱毛妖作淫秽。耳银高耸
名曰寿根。骨格神清瘦亦可取肉地浮濁肥
何足誇。目秀四白主疯尅而凶也。鼻有三曲必
贪诈而孤苦。三尖六削纵好巧而贪贼。四
方五端那愁不富而且贵。限长腥污富年华老

·107·

附 李阳波先生手稿

不停。瘰疬口央贵重是婢不了。部位经侧似般无疲无咬绞挺庶加到应布嘈布悲。我眉闹食绯帐齐而虫贪。到卑峰暗不持必而又贱。男心腰细难主求财女子滑来孤刑再嫁。就大歃大终主刑夫声粗骨粗青纹鳍如。眼光口润贪迩我食之人撅手撄汉纪滥刑夫之如。发浓鬓重笔料裉以亏注。声響神活必益夫而得禄。骨植细睍富贵肉生活阔贪鬓粗杻难芳苦终为下贱。唇薈吾细乃富宝之女娘而魏瑞手必豪门之缘如。山根不断必得贵夫部任停必应终布了。发细光润寡理温良神思眼团必乃毛佯。嬔高齿吐者刑夫求布了期两耳反薄者疑乃终无儿児。手粗脚大必老姑貉卑头汶很终必俦妻。卧蚕光润而紫色助产贵山。食甲丰映而董光终

当家道。如人口阔尖而食糙而终贫。美女背圆
而嫁秀士而得贵。身肥肉重得厚福而反掌华。
面圆肥腰厚男形而有富贵。绵囊之拳男子
意当财产。如如睫大一生不过秀食骨中肉寿三十
寿得能过。眉粗眼恶形教刑夫声雄气浊
终无厚福。眼恶如醉梦中之约无穷。媚属渐
生肘下之期难定。面如满月家道当隆居若红
莲衣食丰足。山根黑子若无宿疾恐刑夫。眼
下纹纹主劳碌若冰炭。告如猫子衣食丰盈
卑若龟门家财倾尽。又富如形如罗汉生子
幼迟能若判官得儿尤晚。三山贵润蒙顶松
揆口渎法的终生福气。人如声涛志须起达。
贵彼宜厚福寿双全。神气澄清利名双得。面
皮绸岳厚德无疑骨枯险者前程可畏。少肥

·109·

气色难进四凶之期。唇缩神癫言语三句之厄。
形骸局促作事狠狠气宇轩昂一生快乐。鼻梁
露骨名为破主刑家。背骨峭峋临口堂花无寿。
肇有三曲石卖屋别卖田。面有两凹必败家而
成业。

得灰鼠因何必求官。马面蛇睛经遭横死。
睛凊口润文笔高方而大颐丰锋财满屋。垍言
多语为人心事难期。客鬓温和作事心怀磊落。
眉粗发竖何曾剩得一钱。眸细身轻那思侍
留他瓦。得意中面名怀跨老富後贪遭贫暴
言貌温和早荣晚发。巨鳌入脑必作尚书
应骨插腰应如宰辅。日月两角必位临君父
卯双全定必刺史。眼有三角狠毒孤刑。鼻耸
两门破其术族苦。骨粗手硬必是庸常。阳吾

·110·

神秘终如闷秋。吉凶无说何得荣华。营运
步步终无安逸。此如十恶眚言眼弃晓黄。死
绝地刑盖妙斑掀后标。带神不益贪所而全。
前晋不藏怀累双得。眼走哨荡妙人轻动
不良。岂拏求摇其性好货无已。得意中兴
惹怀时先宫后贪。遭意处彰领坦私军审晚
发。金形得金同逢土而以淘束。土局得
土形是火宿如壮幢。金人亡旺财散如登木
生金伤三澍如晋。火逢老彰带红流而丧损
家财。水逢黑吧得困厄而信增祸害。
大人荣未必意荣起。水局得宫经纪快畅。
土逢乙木荣润泽乐可疏通。木逢微金必断
削方以岌用。水逢厚火以破资财火得微金
辛邪进益。宫鲁色色这往幸荣观纹弦之吉凶

· 111 ·

· 235 ·

·112·

颐丰须居官而食禄。声发破壅含道钟声响好
荤。眉秀平直入仓枯骨埋方贵。视瞻不正心
恶如逞峰止秀程纹知贪贱。眼若桃花偏但
图酒色欢娱。面如有土尘暗主家财破藏。
若论限运与岁一同细辨根基各求其妙。人
生富贵皆因前世修行土处贫穷皆因今生作恶
未观形貌先相心田。若问前程先幼观手纹局
数求先祉次则辨其形貌先以五藏为根基继
以气色定祸福。志超象外却合天机。哉寿
夭穷通变此相法富贵贫贱叹生此篇智者得
之自有神仙之妙。俊之学者勿使庸俗之徒。高
山流水少知音一化为雪窃笑处。善者妙理参透
玄关得之于心应之于目一览已遵方知神仙之
不诬也。

附 李阳波先生手稿

论气色

天地何以靠存，天何以浮，地何以实，日月何以运行，大气举之也。故浮动激灌者，气之表也，色其中也。观其表可以得一端，得一端可以得其中，然后可以定其全。气乃万物之根，色乃万物之苗，故曰人生一小天地也。

唐太宗广记载善物者，暗中能辨某五色线，可以辨气色。此论最可考也。凡观气色，看春夏秋冬草木枝干发生不发生之气象；观早晚日映山色苍翠之色；观天色之将阴晴风雨之色；观百花将开放凋谢之色，皆可以浮察其气色之代谢也。辨此四种色之精微，一望而知吉凶矣。盖色有皮内之色，膜内之色，血内之色，骨内之色。不善入五层之色不足凭

· 114 ·

也。魏绝之难，故略备述学者详之。

论相以形貌，此浅者列響窒亦以地文，
亦以相德机。岂有泫然浅浅矣。人得而有
五脏，发为五色，鄰为五气。藏之于骨格，吐
之于声音，见之于纹理。气须辨其化源，色须
晓其神系。骨隐于肉中，浙率有之。音露于吐纳，
韵庶吞殊。至于纹理，安有脉络根蒂，然后
徐縠其方寸之地。而气色与骨隐隐跃跃，内营
肌肉之中，蓬化他形之表。或气如槁木，而候
已动。或色若死灰，而大宅阳生。骨不露而神
见内外，声不达而韵盖四座。如此则与乐
惥之事，安能匿我哉。

色者有两分，一曰气，二曰色。气在皮里，
色在皮外。气不和暖不可谓之气。盖不莹不暖

·115·

则气散矣。色无气不可谓之色，盖有气则有色矣。

凡气色乃五藏之腑之宗描，有外无色，有内无气。

有气而无色，有色而无气，此皆气色之不准真吉凶

也。色为苗，气为根。凡看色先看苗先内着事之

未遇，在外者已遇。鲜华明者正旺，淡色者已散。

故欲求谋事，即在诸宫看。以气色之道，乃合

天地之气而分四时生克之理。先辨一百二十部

位，分别宫宿过限、吉凶进退，无不验也。气

色之真略有一寸二分，按一年十二月，一日十二时。

故一气之间，有苗有限。一日之内有润有枯。

气色之诀，若分辨不清，与实含糊为一者为准。

有色而无气者为浮光，不为气色。有气而无色者，

为暗窍不为气色。油光而滑艳者为油垢，亦不

为气色。气色乃生于面部，善应于暗时。然

福人忧于心而成为君之色，亦非福人乐于中而以羡色之形。色色中有雾上雪，雪上霜之名。霜上雪者，而上气色内黑，未退而外黑加朦者是。如雪上霜者，内有油焙之色盈于而，其外反明者，如老秀之老明也。气将者：自然而明，然向通于周体。人将发，自住而明，然向发于诸部。

故紫气之色，若现三天而发于子宫，必生贵子。发于官禄财星，必陛官爵。发于阴隲蚕裳，必降无禄。

一为勾陈之色，其色如黑似似雾，主数世乡德。

一为玄武之色，其色如朝烟和雾，主患梦孤亡。

一为朱雀之色，其色如晚霞映水，主口舌官灾。

一为腾蛇色，其色如草火将燃，主盗贼火灾。

一为白虎之色，其色如凝脂涂油，主病符孝服。

117

附 李阳波先生手稿

与神之色，独勾陈主战之色最凶。若从天门发出，经于子宫，必损于子。若经于祸德难暂则也。经于命宫又侵犯于四门五宫，幼犯天诛。四门者，乃乾坎艮巽之四门也。五宫者，乃耳目口舌鼻之五宫也。如速行好事，或可解之。

气色有天机自然之妙，未易以强求。如静时往见一点如血猪肝，一年内灾祸必至。忧患时印堂黄色内映，我学气隐跃于青黑之内，内色乃扬，青黑白退矣。

春宜发生，取青色之阳言下。夏宜火旺，宜红微绿在山根印堂之间。秋金最宜黄色，黄土生金，白色则黄色不酿成。炎于土堂而敏。冬水宜黑兼白，生之却看苗地阔。

故人骚逢阴地，难跃如新开天柳口，嫩
-118-

隐隐，如库点点深青·古送红，义帝增晚宿黄
色，又起一层紫影，此为国印，石独隆返，大
福之至矣。

　　五色之中皆有吉有凶。青气如翠羽者生，
如蓝靛者死。赤气如鸡冠者生，如衃血者
死。白气如猪膏者生，如枯骨者死。黑气如
乌羽者生，如烟尘莹者死。黄气如鹅雏者生，
如败叶者死。然黄色晖之神，又为五色之变，
每季各旺一十八日，此之变吉也。肾色以五色中之
精彩，故无论青黄赤白黑中观之，有吉皆退凶
也。惟目中之神，以心肝脾肺肾五气之所生，
故以神能统络也。

　　喜色者，凡功名喜事，我谋皆喜，俱宜耳以
红润、鼻准莹亮，方为喜色。如目神奕烨石

附　李阳波先生手稿

昭满光亮，泽绛喜北。欢准部有此蓥然喜色，
目神旺初，吉利见大人。如目神准头色苍，虽
未免凶，亦冗吉也。

论害利蹇滞 红黄赤滑艳光浮色

害色者，乎身击志官刑害。四海暗，忘道路
女人害。井灶赤，忘破靓之害。山村赤，忘火光
之害。印堂青，忘牵连之害。花杂满面，忘出
行之害。地阁黑，忘水厄之害。口角城涂黄，
城涂绿，幼主大害。凡遇此色，防大人是怪，
属忠暗损，宜守可色驾之车，勿则有惊害之
患矣。

利便色者，暗中自有温润莹申光，隐隐而
收于内，掌心红润，波血光彩，眼内神气贯盈，
行事俱利。其色部位，薄薄微暗，额作欲
额五岳莹光深暗，行事利便。凡有此色，乃元
往而不利，进退俱吉也。

蹇滞色者，乃下元洁色，辉上不和，五脏不
- 121 ·

附
李阳波先生手稿

者主病患，宣黑者主死亡。如准头鼻翼者福祥，
准一半笑美。

秋三月金，以西方庚辛为毅者也。白乃肺之神，
故以白旺也。光等笑而白代笑。黑黑色者，相生
也，故光病而为吉。黑赤色者凶也。黑赤色者死
也。又曰，秋以白色为正色，帕赤色太宣，老为冠
金也。准头有火焰者，主官司破财，有抶棒
之灾。准头至山根，一路有红黄之色，主文书官
贵，无不称意。左眼下赤，男子忧。右眼下赤，
女子哭。鱼尾若光黑气者，主有水厄之忧。山根
黑赤暗昧，主兄弟病患。口角并腮如有黑气，此是
脏腑之暗疾，至户运挂甲心神。口边最嫌
黑气来侵犯，旬日必入泉台。

冬三月水，以北方壬癸，地阔者也。黑乃肾

·128·

之神，故里黑色者旺也。单旺，先凶而后吉。里青色者相生也，主先惊而后吉。里黄赤二色者囚也。里白色者死也。今以黑气为正色，阳土奎兔水，有黑黄气者主缠连患病。两颊常黑气，主官灾破财。两眼下黑赤，主男女之祸。山根黑黄色，什马不利。印堂青气，防为文书阻滞。黑色主落水坠马之厄。眼常青主夭。额有黄色，主一月内喜庆。紫色主内有喜庆以萦。青色有青眼分讼，不宜远出。

润，故气色滞。四举如泥，耳州如烟，三阳不
闰，满面如朦，诸事迟滞。如面微明，旧起
滞色，如逢合而阳散，作事迟滞。面黄晕而滞
如泥，为犯土滞。面青蓝无光，为犯木滞。面
红绕裹焦赤，为犯火滞。面黑闷雾朦朦，为
犯水滞。面白干枯无色，为犯金滞。（下缺）

红黄黑三色，麻衣老祖云，五色之中，此三
色最难辨。相近两相似。然青黑游祸相去
相远者为美，相亲若辨得分明，其差去不远也。

红色若在皮外膜内，其色红活熖熖，若动
有光而势大，点点分明，络丝眦润，方为正红
色，为喜为禄、为福、为财。途中不散，不成
斑点，不险矣。

黄色若在皮外膜内，似红深鲜利不散，不

焰，而隐隐深藏，篝萤坚入。而微微焰光，犹在内里而透出皮外，始名学包。学包乃天黄包也。发于五岳，五岳内有一种黄气。冲于四渎、四渎内有一种秀媚。盈于骨肉，骨肉内有一种荣美。发于须眉，须眉内有一种华彩。故学气乃最难有也，而红易得也。欲深藏，不宜暴露。然十分不露，又如暗滞，仍太过与不及，俱不验矣。若一散一乱，一老一嫩，非作学也。

　　赤色乃心经路气，黑色乃肾经路气。如肾水来克心火，红黑二色路侵，宣纬染易而为，故赤口赤赤。瞳周弯坚集心，瞳周喷如芳为郎闪瞳内，逶迤咎咎，其色必重必乱，势弯最大，其形最恶，不成班点。四季若见此色，不拘何宫，皆主大凶。若侵一二宫位，尚属中可。若连

·123·

附　李阳波先生手稿

绕之四亩言住，马柄石浅。经州破家，主刺丧命。赤色中还有分别者，赤中带黑燕，主死凶危。赤中带青带黄的花杂，可免其半。赤中带鲜红色焰，主主大凶。赤中带嫩黄色，轻祸加福。

红色既有吉有凶，紫色既有吉无凶，赤色既有凶而少吉也。

增艳者，之色各有不同。另有一书，如油润在琉璃之上，色鲜如用青画，虽红润亦如砒砂，内空不存，邪气不来，独发一增一艳，若润枯假坏之色，即气色中浮泛而将衰之色。如增艳一事，笑不远矣。诗曰。

色若鲜明一派光，红如靛染白如霜，
不成瑕点成艳，百事无成有祸殃。

光墿者与增艳不同。另有一说，白如粉，

·124·

的的满面，的的光浮。有比色者，败家之子。少年伤损，老年辛劳。若童幼犯官刑，女多虚惊，刑伤有子。破败至尊引狼狽。富家之子得处，的必贪秀。光浮非美色也，乃精神浮洛而将变之色，乃是祸殃之报，有百千之忌，无一可取。请曰。

　　色散光浮必去然，刑伤破败有千千；
　　少年三九归泉世，老主辛劳苦难煙。

附　李阳波先生手稿

若生暗色或青色，破家事定犯刑。

六月色气属天仓，同庖宫。未月乃暑月火衰之
月，火旺之位。故宜紫宜黄，诸色不宜。紫黄之
色全，十八日内官贵高迁，士子大捷，商贾得
财见喜。如独紫难得，独黄有妨。诗云：

　　未月炎炎火气衰，黄光紫色少生财；

　　青暗赤假似烟带，弱火逢金定有灾。（此色也）

七月色气属申官，在左日三阳连卧蚕、命门、
边地。欲黄白以润为财喜。忌红带赤、黑暗
为灾。白带浮黄微紫，主大吉。申金乃强旺
色，要鲜明为妙，暗带为害。诗云：

　　七月申宫色最迟，总宜以润又宜黄，

　　黑暗赤青多害带，为官失职土凝殃。

八月色气属酉宫，部位在左额，不宜黑暗

．132．

红赤，职嫩萱带浮为贵色。八月火气已退，金气已旺，水气已生，故不用红赤。不独雷言，但犯一处红赤即是口舌。诗云：

八月秋金色要旺，若还暗滞有灾刑；

不独雷宫有营色，满面得宜一样同。

九月气色看戌宫，部位在地库、归来、下色、禄色、隈也。红黄主喜，青黑赤不宜，黑主灾。黄宜在外，红宜在内方吉。黄在内，红在外来不好。戌宫是土旺之地。诗云：

戌宫土旺要黄明，内外红光在火星；

若是赤红俱在外，贤财轻散主屯慌。

十月气色看亥宫，部位在额下边地平以南，与地阁地阁。白色为财，赤色为灾，黄色主病死，黑青不好。口为水星，色宜明润，不宜

133

暗滞，若一点一粒亦不利。诗云：

　　亥宫此季色宜暗，色要老华一气旺；

　　一点黄老一点白，若纯无病主官刑。

十一月色应亥宫，同亥位，以一焊色也。宜白，不忌青黑忌红黄，亦忌斑点赤暗者。一阳之气，故不忌青。此之位佳故不忌黑。如墨如珠二者又主死。诗云：

　　丑宫子位青须喜，亥宫禁界要分明；

　　子位独嫌黄赤暗，女吃被如墨应之终。

十二月色春丑宫，部位在丑库。宜青、宜暗、宜黄不宜滞，黑宜如滞色，若黑宜赤如滞，定要认真。地位独子丑二宫相连，不要差错。子宫宜白，不宜黑。丑宫宜黑，不宜白。诗云：

　　丑库须黄方问咏，白色一见便相侵；

· 134 ·

· 254 ·

若进去得如烟雾，三七之间必有刑。

平安无事地渡过这些周期年龄。指日棒球王贞
治之所以能够长期征战于棒球界，成为棒球
界的亮心，这得以功于顺利越过周期年龄。

最重要的事，任是在我知人生岐路之际，
能够步步为营，言行审慎，这才是人生智慧
的最高波衷地。

指纹的分类

谈到指纹的分类，各个指纹研究者都有其
独特的见解，这方面是不统一的，而业对指纹
的称呼也不一样。大致上来说，指纹可分成涡
形纹（又名螺形纹）和流形纹（又名簸箕纹）两
大类里。所谓涡形纹，就是构成指纹的线
（称为隆线）呈一圆形，或呈旋涡形，这样的
· 402 ·

指纹．统称为涡形纹。凡是指纹向线（即隆线）以流水般的，统称为流形纹。

不过向后有了星座指纹这一综合的名导注之后，又从流形纹中分成A——丘状纹、C——顺流纹、D——逆流纹、E——潮流纹（抱流纹）、F——双流纹（钓流纹）和G——变形纹（奇纹），连同完全不同的B——涡形纹，总共是七种指纹了。

附图：

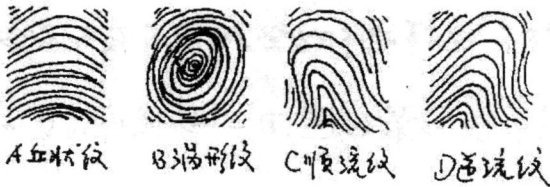

A丘状纹　　B涡形纹　　C顺流纹　　D逆流纹

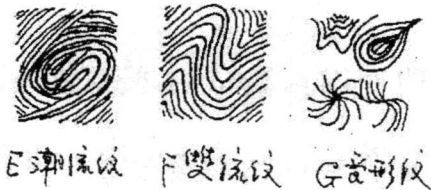

E潮流纹　　F双流纹　　G变形纹

·403·

指纹的观察方法

要从指纹来判断趋势，就必须对指纹作详细的观察。首先要分辨清楚，就是被诊察者的指纹到底是属于哪一类型。指纹因人而异，千差万别，所以必须缜密反复的仔细观察，然后始可以知道一二。

看指纹的时候，能够用肉眼看清楚当然最好，否则可用放大镜辅助。使用放大镜的时候，如果使用倍率太高的，就会造成过度的扩大，这样对于观察指纹，反而不容易辨别清楚，所以最好选用二、五倍率左右的放大镜。

有人利用印鉴的印泥涂擦在指头上来套取指纹，然后从套取的指纹来诊察，但这种方法也就是有经验的人，才可以判断得准确。警务机关部门在套取指纹时，老在指上涂上油墨，然后印在记录文件上。目前，一些先进的国家，已改用光学仪器来套取指纹，既方便又准确。

观察指纹时，先从右手的大拇指看起，接着看食指、中指、无名指、小指。看完右手，再看左手，观察顺序与右手同。

从指纹学上来讲，凡是隐形纹稍微偏斜的，或稍略为健康的指纹，这类人的运势非常好。

在占算过程时，有人主张观察全手的指纹；亦有人主张观察右手的指纹；有人主张男性用右手指纹，女性用左手指纹；也有人主张左右手指纹兼用。不过，现多主张用右手指纹来占算的占多。

·405·

数。因此，拇指指纹表示艺术运动和事业运；食指表示智力和灵感；无名指表示健康长寿；小指表示婚姻、家庭、子女等方面的运程。占算时，应对全部指纹作详细的观察，然后才作出综合性的判断，这样就会较为准确。

指纹与健康

寿命

从观察指纹来占算一个人的寿命长短，可以左手无名指为基准，再以右手的无名指作辅助，并参考右手中指来占算，准确率较高。

左手无名指若A丘状纹 —— 寿命中等

具此类型指纹的人，身型高瘦如竹竿般，健康状况中等，寿命亦是中等。皆因为性格较行

·406·

动而无法返回此种趋势。总之，一切都维系在此。

性爱方面十分冲动，有时会引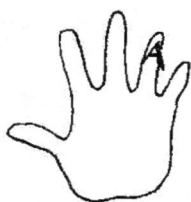
起心脏发病。一定要把回顾
的性情改掉，平心静气些这
日才可长寿。

左手无名指若是B形的纹——是长寿的象征

这类人心地善良，谈吐文雅温和，为人乐观，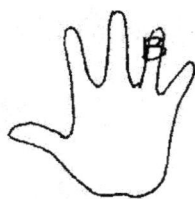
是长寿的良朋。美中不足一，性
欲偏旺，若易患此类发的急
病或遇意外意外，而使生命
有危险。

左手无名指若是C形的纹——保持平和的性格
可获长寿。

此类指纹的人性格平和，重视友爱，可惜古
407.

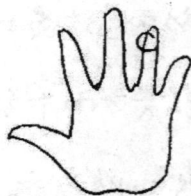

板而好胜。脾气任性，钻牛角尖。
这种人，协调心性格很有时会影响
健康。应尽量参加团体活动，
剖弃孤立，多听取人家的正确意见或信仰一种
宗教，这样就可以得到长寿。

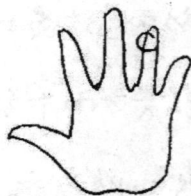

左手无名指有D连线纹——防止二十岁之前会
生危险

属此类指纹的人十分诚实，注意利用别人
来谋取利益。爱情方面指有不专，
喜欢结交异性。这种人做事要专心，
不要精神分散，等中到一个目标去，
这样说会心安理得，寿命可活到八十岁，否则从
二十岁之前会有性命危险发生。

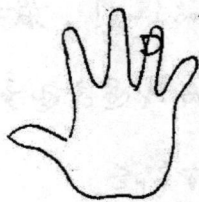

左手无名指有E潮流纹——早到结束与性

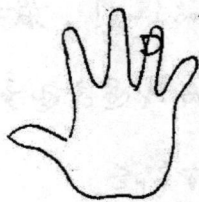

·408·

故可享长寿

这是一种很讨人喜欢的指纹。具

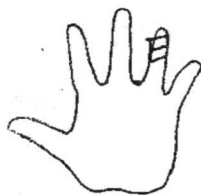

有此类指纹的人，对异性很具吸引

力，即使不主动追求异性，对方也会主动地前来倾

心相向。这种人虽有强健体魄，但因暴饮暴

食及纵欲过度，而会意外地殒命。故若希望长

寿，就要节制饮食与性欲。

左手元名指呈F型流纹——要提防意外发生

此类指纹的人，对任何事情的处理都会做得

有条有理，而且多数不会错失良机。

他办任何事有耐性，对各种问题都

有研究兴趣。这类人可能因为某种

之事，但亦可能发生意外。

左手无名指呈E型斗纹——易患糖尿病，但

- 409

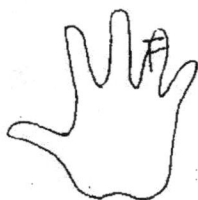

附 李阳波先生手稿

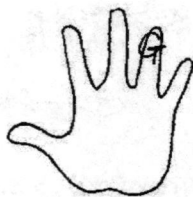

能言寿

此类指纹的人天生体质较差，但会谨慎地对待自己的健康，所以早别经常有病，但仍不致有生命的危险。不过，在药物方面不要轻听轻信他人的误服。

左右手无名指都是日旋纹纹——寿命长寿之如以其人心地善良，性情相当文静温和，做人专心贵和好修，是长寿之人。指纹的纹理虽然每个人都不相同，但这类人的纹形却多少带有遗传性，因此他们的上一代固然长寿，下一代亦可活百岁高龄。

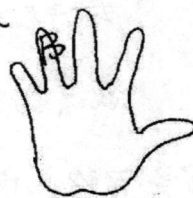

左右手无名指是乙顺时纹纹或是DC逆时纹：或左右手的无名指是D逆时纹而右手以小指是乙顺时纹——总这些地去，延年益寿。

· 410 ·

· 264 ·

脱离后

　　此类指纹的人天生体质较差，但

要懂得如何保持自己的健康，所以

早期经常有病，但但不致有生命之危险。而且，在

养生方面不要刻刻相信他人所说服。

　　左右手无名指都是D堆曲纹——古命名学之地

　　以其人心地善良，性情相当或都温和，做

人事喜费细加多修，是长寿之人。指纹

的纹理虽然每个人都不相同，但某类

人的纹形却为常有遗传性，因此

他们的上一代既然长寿，下一代亦可达百寿高龄。

　　合左手无名指是C眼涡纹或者D箕涡纹；或

右左手的无名指是D远涡纹而右手的小指是C

眼涡纹——逢此此者，延年益寿。

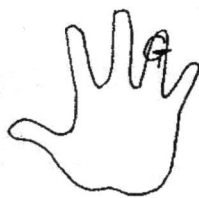

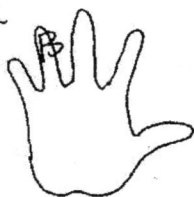

·410·

这是主指纹的人生活平淡而有规律，的人延寿可养，可惜如是此人先生体的毛病，但每患大病时，都能逢凶化吉，寿命仍然长寿。

如左手无名指是B游纹纹或G斗纹纹，而右手无名指是G斗纹纹而左手无名指是B游纹纹

—— 夫妻寿命互相制约。

此是主指

纹的人，对爱情

专一，言行谨守

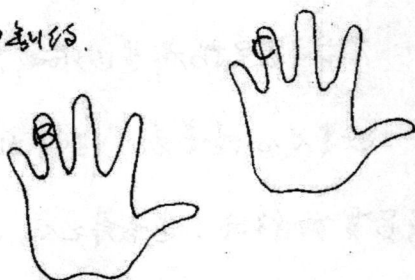

不做损害夫妇感情的事情，同时做事谨慎，不爱多说话，平素比较长寿，但会受到吃喝玩乐放纵的寿命相影响，此点应该注意。

清此了流

清此了流包括督、肾、明晚、胆、肺胱等系

官。胃部消化不良时，就会影响到肝脏的机能低下，而肝脏机能的衰弱也会连带胆、肠、膀胱等受到不良的影响。消化系统任何方面衰弱时，都可以从指纹中看得出来。下面试举若干消化系统疾病与指纹变化的例子。

右手无名指呈A近心纹——易患溃疡病

这类型的人，一般生活正常，不害心还会患上胃炎或胃溃疡以及十二指肠溃疡等症。尤其是右

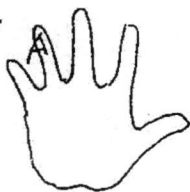

手其他各指出现变形纹时，更要小心。因为变形纹的出现是内脏器官不健全的征兆。内脏有病的人，多数在大拇指中出现此类指纹。

右手无名指呈D连续纹——会有胃病或动脉硬化纹。

附 李阳波先生手稿

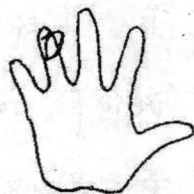

这种指纹的人白天心慌。身体
瘦弱的会有胃病，而身体肥胖
的则会糖尿病或动脉硬化的
危险。单以要注意饮食和多做运动。

    右手无名指是B型细纹——吸烟喝酒

    此类指纹的人身体强壮，喜欢抽烟应酬，喝
酒，这若不节制的话，就会很容易地患上慢
性咽炎或咽硬化症，同时肝脏
也会有结石的危险。有此指纹
的女性，肩部会发硬，这就是
纹酒过量的标志。所以为了健康，一定要戒
酒或少饮。

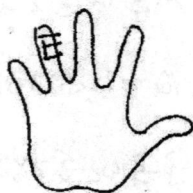

    右手无名指是C变形纹——饮食要适时
适量

此类指纹的人很有声望，不要多说话。健康方面常有腹泻征状。饮食宜注意定时定量，不要暴饮暴食，并经常做运动锻炼身体，而且要坚持下去，才可以健康长寿。

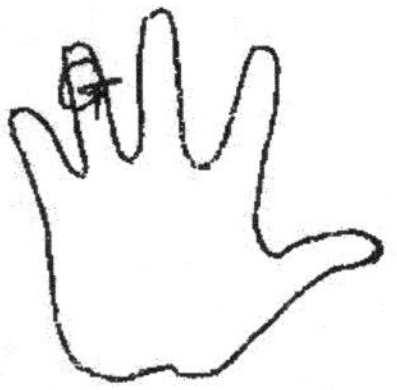

呼吸系统

呼吸系统包括鼻、咽喉、气管、支气管和肺等器官。呼吸器官有毛病的人，大多数都是因先天性的体质衰弱所造成，故要克服这方面的毛病，根本的办法就是通过运动锻炼来增强体质。通过观察指纹来判断呼吸系统的健康情况，是以右手无名指的指纹为标准。

右手的无名指是正涡形纹——提防患上肺结核

415

属这类指纹的人，往往是作恶爱服者，善恶不匀。除无名指之外，假若其他指纹亦是涡形纹的，更易患上肺结核，不可大意。

右手无名指是C眼流纹——易患络子感冒

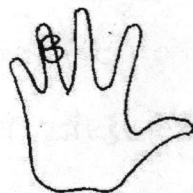

指纹属此类型的人，很容易患上感冒。假若除无名指之外，其他指纹亦是眼流纹的，则患上感冒的可能性较高，这自然是与身体素质较差有关。这类人小病（诸如伤风咳嗽）经常有，但大病却甚少发生。

右手无名指是F螺流纹——经常有鼻病

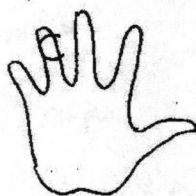

这类型指纹的人，鼻部容易出毛病，特别是容易患上急性鼻炎，若不及时治理，慢慢会

变成肺气肿，甚至丧失鼻腔的生理
功能。故而须多注意清洁卫生。

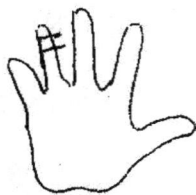

　　右手无名指至肝风流纹——常流鼻涕易
色痛

　　此类型的人经常会流鼻涕，
也很易患鼻痛和咽喉炎等症，特
别是身体瘦弱的人更是如此。

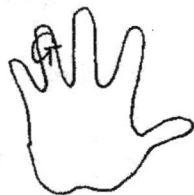

　　循环系统

　　血管循环系统，主要是指血液在心脏、静
脉、毛细血管及动脉内不停地流动的一生理
现象。心脏、血管与血液三者互相协调，缺一不
成。任何一方面发生故障，即会破坏血液的循
环。血液循环一旦问题，你越影响各器官的
·417·

李阳波先生手稿

· 271 ·

新陈代谢，严重者甚至危及生命的。

判断循环系统的状况时，一般以左手的无名指为著症。

左手无名指之A丘状纹——有脑溢血的危险

此类指纹的人常因饮食不良而不减肥胖，情绪紧张时，猛喝酒抽烟，因而特易患上动脉硬化病，一旦心情激动，即会血压上升而增脑充血发故而命危急。

左手无名指之B漩涡纹——终防止发胖

此类主指纹的人，身体特别健壮、但若养尊处优，不注意运动的话，身体便会渐渐发胖，终会患上血压病，脑充血或心脏病等致命病。性情

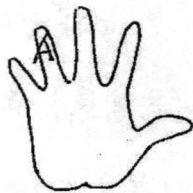

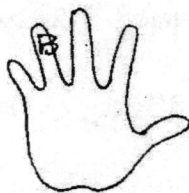

· 418 ·

· 272 ·

经常运动，方可以保持强健的体质。

右手无名指起D连流纹 —— 须戒除偏食习惯

此类主指纹的人首对饮食有偏好，结果导致体内积聚过盐分过多，因而者易患上动脉硬化症，故在饮食方面切须戒除偏食的习惯。

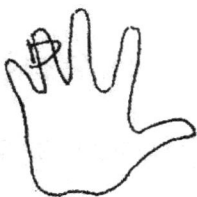

左手无名指起D连流纹而右手无名指起E潮流纹；或左手无名指起E潮流纹而右手无名指起D连流纹 —— 血压升高而不自知

属于这类型指纹的人身体强健，因而血压都有升高或未察觉，如果在饮食方面不自制，终有一天会导致心肌梗塞。轻者入院治疗，重者

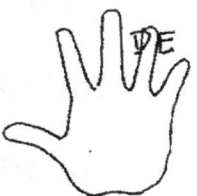

·413·

附 李阳波先生手稿

或多或少则不长。此类人均须经常量按血压为要。

神经系统

神经系统包括中枢神经和周围神经。它的
作用在于使身体的各个感官的活动能得到
相应调与配合，成为一个统一的整体。属于
神经系统方面的病证有反应迟钝笨拙、睡痛、
肩痛、肌肉痉挛等。

当右手无名指是A型纹后或在后端的纹又或
C型纹较坡；或在手无名指是A型纹而右手中
指是C型纹；α或右手无名指是A型纹而其
他任何两指以上也是A型纹——易患关节炎

此类指纹的人多在饮食方面
有偏食的习惯，而喜欢吃肉类
而说大量进食，加上不爱运动，

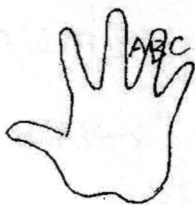

· 274 ·

造此营养过剩反不利身体的健康。这种人最容易患关节炎症。

女性右手无名指是D连流纹或拇指此三指以上都是D连流纹——易患神经衰弱症

属于这种类型的人多是女性，她们易患腰痛、膝关节炎以及神经性头痛。预防方法是参加体育运动。

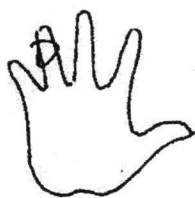

右手无名指是F型弓纹而左手中指是C眼流纹——内脏多有无病

这种类型的人，多表内脏有病。同时时肘、手腕、膝、背、肩等部分容易有炎而疼痛。经避免做剧烈性的运动。

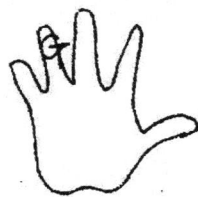

· 421 ·

附 李阳波先生手稿

右手无名指呈G变形纹，其他手指均为A
丘状纹——易患胰原病

此类型的人，极易患上冠心病
和胰原病。饮食方面要定时且
有营养，生活要有规律。

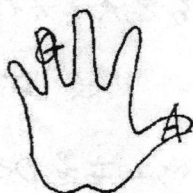

泌尿系统

机体一方面摄取营养物质，一方面要把废
去的细胞等所成的废物排出体外，这一过程叫
做排泄。人体排泄废物的途径有下列几种：
肾脏、皮肤、汗腺、大肠、肝脏、肺、唾腺、
膀胱等。以上各器官中，肾脏是最主要的排泄
器官。由泌尿系统无病引发的其中主要疾病有
糖尿病、肾脏病、肾炎、膀胱炎等。根据指纹
来判断泌尿系统的健康情况时，是以右手无名

指为主，并参考左手中指指纹。

右手无名指是B形斗纹及两左手中指是E
潮汐纹——易患糖尿等病症

这种类型的人多数身体肥胖，
食量大，故易患糖尿病或胖瘦
病。至于老年期常患的前列腺肥大亦易发生，
男性还易患阳痿症。

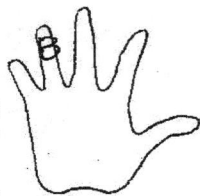

右手无名指是E潮汐纹及两左手中指是A
丘状纹；或右手无名指是E潮汐纹，而其他
九指中有两指是A丘状纹——易患肾脏病

这类型的人易患上肾脏炎或
肾虚弱，所以平时要多注意预防
为是。

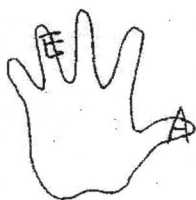

右手无名指是E潮汐纹，而左手中指是F

423

附 李阳波先生手稿

斗形纹；或右手无名指是正箕流纹，其他九指为反箕流纹——肥胖女性居多

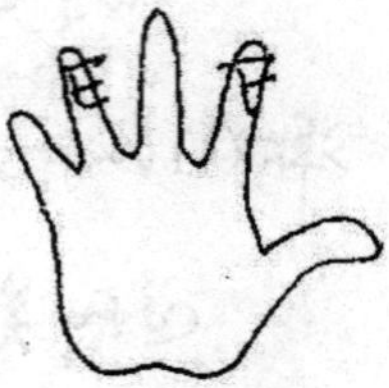

属这类型指纹的人以肥胖女性居多。这类型的人较易患上肾脏结石，肾炎和慢性肾炎等病症，尤其是肥胖的女性，在妊娠期间更要注意。

右手无名指是斗形纹而左手无名指或中指是反箕流纹——易因感冒而引发泌尿系统病

此类型指纹的人易因感冒而引发泌尿系统疾病。其次，男性，较容易患上肾炎、慢性肾或肾脏类等病，故必须小心预防。

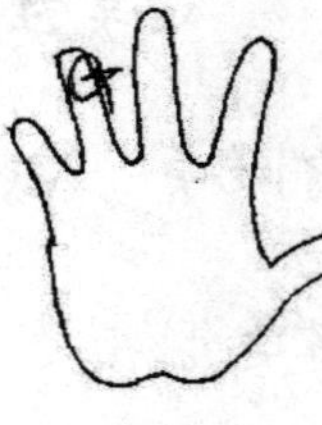

荷与蒙公的代讲

4.24

荷尔蒙是保持生物活动能力的一种物质。假如身体不适，对病的预防与抵抗，都要靠荷尔蒙的活动来支撑大局。从指纹来观察荷尔蒙分泌代谢状态，可从左手的无名指和中指来检查。

左手中指是A丘斗状纹而无名指是B漏斗纹，或右手中指是A丘状纹而无名指是B漏斗纹——女女生理失顺

这类型指纹的女女多数生理失顺，进入更年期时易患甲状腺机能亢进症甚至眼球突出等。因比，属于这类指纹的女女，在进入更年期时，身有阴虚等加以注意。

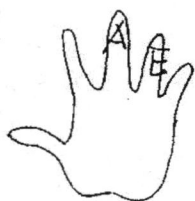

左手中指是B漏斗纹或无名指是下簸箕流纹

·425·

——有流产的危险

女性属于此类指纹的，会有流产的危险，生理上常有不舒畅的感觉。男性则易有皮肤的感觉或荨麻疹（风疹）等征，要注意饮食卫生。

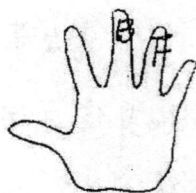

右手中指上潮流纹，两旁纸九指有两指以上是已收流纹——男性衰老时子孙无继

此类型的男性，时时有衰老的隐忧。属于这类型的女性较少，她们在性生活方面多有冷感现象。

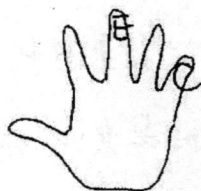

左右手的中指和无名指均是F双流纹——荷尔蒙分泌旺盛

此类型的人，荷尔蒙分泌旺盛

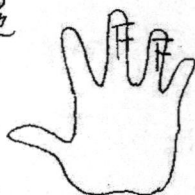

4-26

乱，容易出现生理上的不适。饮食方面要多加注意，活动方面也要适可而止。

心身病症

所谓心身病症，是指精神与肉体方面的病症，其中包括偏头痛、自律神经失调、恐惧、眼睛疲劳等症状。

左手食指是A血纹线段或无名指是A变形线段
—— 有神经衰弱的倾向

这类空指段的人，除吵嘴争战苦之外，更有神经衰弱的倾向。

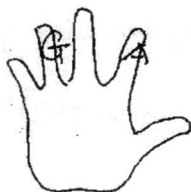

对于身体某些方面的不足，不要看得太重，否则受到心理影响，会使病况加剧。

左手无名指是A血纹线段而右手无名指是E漩流段；或左手无名指是A血纹线段，而其他手指有

· 437 ·

附 李阳波先生手稿

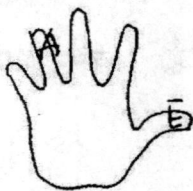

两指以上是E潮流纹——自卑恐惧心理

这类型指纹的人多有自悲感，和人交往时总有一种恐惧心理，可因心理影响造成精神上的紧张情绪。

右手无名指是C顺流纹，左手拇指或无名指是F双流纹——经常自寻烦恼

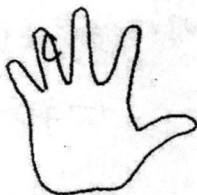

凡这类型指纹的人在职业上我和人之间都时常感到烦恼，不易和人相处，虽然邻居也难合得来。在男女之间的感情问题上常有苦恼。此类人常会因口不择言而经罪人，故在凡事多做思考，才能改善自己的缺点。

左手食指是E潮流纹，而左手无名指是G变形纹：或三指以上都是G变形纹——固执多敏感而有恐惧症。

·428·

这种类型的人，因凡事过分
敏感而容易产生恐惧心理。程度
轻的严重的，会在任何场合下都
表现得惊慌不安。须用心理疗法来消除他的
心理恐惧。

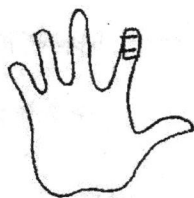

　　癌症

　　癌症的起因，至今仍未细说清楚。有人
说癌细胞是带住下来的，有人说癌细胞是变
异的产生的，还有人说是从微生物转变而来的，以
上种种说法，都有待进一步的探讨。但，任何
生物体内都可能有癌细胞的存在，这一点倒是
可以肯定的。下面是一些从指纹来观察患癌症的
例子。

　　十指中有两指以上是A型纹线或C型流纹

　　·429·

附　李阳波先生手稿

——内脏可能有癌细胞

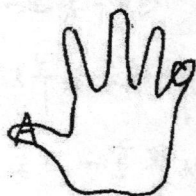

比其主指纹的人，尤其是在手指指纹为涡状纹而小指是顺逆纹的，在内脏等部分可能会有癌细胞存在，以防万一，最好经常检查身体。

十指中B羽形纹和D连流纹各有两指以上的——骨髓部分可能早期潜伏癌细胞

比其主指纹的人，其骨髓部分可能早期潜伏有癌细胞，甚或已在血液中散播开来亦未可料，故此最好经常地给予定期检查。

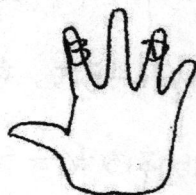

十指中E潮流纹有两指以上，G弓形纹有一指以上（特别是弓纹在小指的）——可能受癌细胞遗传影响

应受孕的人，可能以就是祖父母那线有人患过官稿或肝病，因而受到遗传影响。由

于平身也有潜伏的癌细胞，应作定期检查为要。

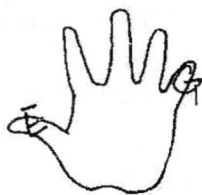

十指中下纹闭级有两指以上，G形纹有一指以上（特别是出现在小指时）——易患子宫癌

应受孕的人中，"对妇女患上子宫癌的特别多。不过，血压高的人，却会意外地得到免疫，而不会有癌症发生。当然，这种情况并不是百分之百如此。如保险起见，宜经常检查身体。

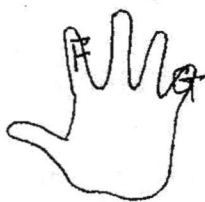

各种纹情

有部分医师在检查病人的体格时，有一

种神秘的直觉，可预测到病人的病情，甚至可以预测到病人未来的受伤日期。下面是根据指纹来判断各种病情的例子。

如手食指是C形纹线，而右手无名指是C形纹线或E渦形纹线，又或如手食指是C形纹线而其余九指中有两指以上是E渦形纹线——脊背部位较易受伤

这种类型的人，腰部或脊背（脊柱和脊髓）部分随时有受伤的可能。要特别小心。

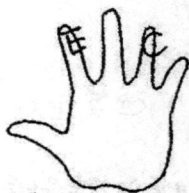

左右手食指是C形纹线或D迟纹线；又或如手食指是C形纹线而其余九指中任何一指是D迟纹线——表面，手足易受伤

这类型指纹的人，随时都要注意。表面。

·432·

手足等部位，因他们的这些部位都易受伤。他们的手中也多是受运动的人，对于双脚部和足踝走路的动作要特别小心。

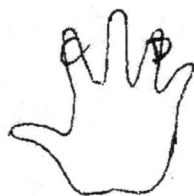

左右手食指是E潮流纹或下22纹纹，其余九指有两指以上是E潮流纹或下22纹纹——小心指尖受伤

这类型指纹的人应注意指尖部分，因为他们的这个部分很易受伤。另外，接受手术时要格外的小心。女性属于这种指纹的人，功名空陷。

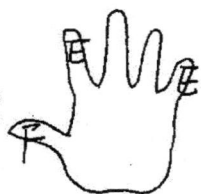

左右手食指是E潮流纹，或十指中有三指以上是E潮流纹——运动时小心骨折

这类指纹的人，其腰部和肘部最容易受

、433

防，要小心预防。此外，妻加运
动时作好防护会准加，并加
信心，是可以逐步增加的。

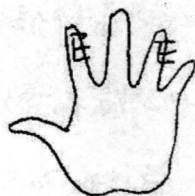

434